MÉMOIRE

SUR

L'ORIGINE, LA NATURE, LA PRÉSERVATION

ET LE TRAITEMENT

DE

LA SYPHILIS

A L'USAGE DES GENS DU MONDE

PAR

LE DOCTEUR CROMMELINCK

Chevalier de l'ordre du Mérite de la Branche Ernestine de Saxe ;
Ancien chirurgien en chef du *Dispensaire Vésale* et professeur des maladies
des voies urinaires à Bruxelles ;
Ancien médecin-inspecteur des maisons de tolérance à Bruges ;
Membre correspondant de plusieurs sociétés savantes, etc.

Deuxième édition.

PRIX : 1 FRANC.

PARIS

CHEZ L'AUTEUR, RUE DU FAUBOURG SAINT-HONORÉ, 95 ;

JULES MASSON, LIBRAIRE-ÉDITEUR,

Rue de l'Ancienne-Comédie, 26.

1863

MEMOIRE

SUR

L'ORIGINE, LA NATURE, LA PRÉSERVATION

ET LE TRAITEMENT

DE LA SYPHILIS

MÉMOIRE

SUR

L'ORIGINE, LA NATURE, LA PRÉSERVATION

ET LE TRAITEMENT

DE

LA SYPHILIS

A L'USAGE DES GENS DU MONDE

PAR

LE DOCTEUR CROMMELINCK

Chevalier de l'ordre du Mérite de la Branche Ernéstine de Saxe ;
Ancien chirurgien en chef du *Dispensaire Vésale* et professeur des maladies
des voies urinaires à Bruxelles ;
Ancien médecin-inspecteur des maisons de tolérance à Bruges ;
membre correspondant de plusieurs sociétés savantes, etc.

—

Deuxième édition.

—

PRIX : 1 FRANC.

—

PARIS

CHEZ L'AUTEUR, RUE DU FAUBOURG SAINT-HONORÉ, 95 ;

JULES MASSON, LIBRAIRE-ÉDITEUR,
Rue de l'Ancienne-Comédie, 26.

—

1863

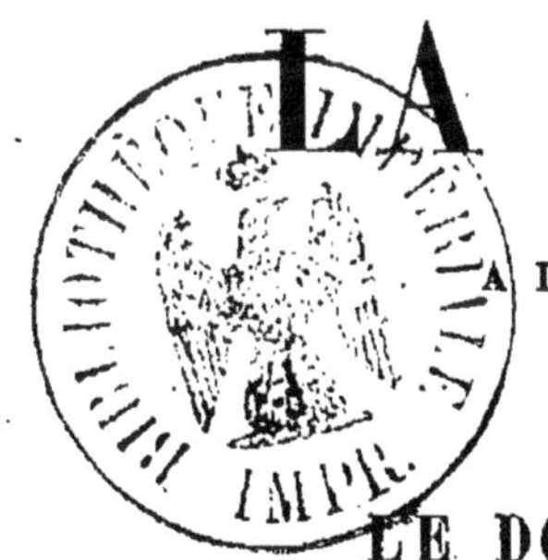

AVANT-PROPOS.

—

Un *avant-propos* est assez habituellement un jugement ANTICIPÉ de l'ouvrage fait par l'auteur lui-même. Il se présente ici un cas tout différent : l'auteur et l'ouvrage ont déjà été appréciés par des juges compétents ; voici le rapport que ces derniers ont rédigé à cette occasion. L'auteur ne croit pas pouvoir offrir à ses lecteurs un *avant-propos* qui les satisfasse davantage [1].

« Avant la fondation du DISPENSAIRE VÉSALE, notre
« *président et chirurgien en chef*, M. le docteur CROM-
« MELINCK, s'était particulièrement voué à l'étude et à la
« pratique des *maladies génito-urinaires*. La question
« de *l'origine et du caractère de la syphilis* l'avait d'autant
« plus vivement préoccupé, que les doctrines ayant cours
« aujourd'hui portent fréquemment atteinte *au bonheur*
« *des époux, à la paix des familles et à la santé publique.*
« Pendant six années consécutives, dans des *conférences*
« *publiques*, assidûment fréquentées par un nombreux
« auditoire, notre président n'a cessé d'enseigner que

[1] Ce rapport émane du comité directeur d'une société de bienfaisance, le *Dispensaire Vésale*, de Bruxelles. (Extrait du Bulletin de la Société ; juillet 1860.)

« toutes ces doctrines reposaient sur une fausse appré-
« ciation des faits, et qu'elles étaient la cause première
« et principale des déplorables conséquences sous le
« poids écrasant desquelles l'humanité gémissait depuis
« des siècles.

« Mais quelque fortes que fussent ses convictions,
« quelque nombreuses que fussent les preuves que lui
« fournissait sa vaste clientèle privée, notre président
« ne pouvait guère espérer de faire adopter générale-
« ment sa doctrine et le traitement qui en est la consé-
« quence, aussi longtemps qu'il n'aurait pu l'étayer sur
« des faits pris dans un service public. Le *Dispensaire*
« *Vésale* lui a largement fourni cette occasion. D'innom-
« brables cas s'y sont présentés dans la clinique publique
« et ont été traités par lui devant quantité de témoins com-
« pétents, d'élèves en médecine et devant nous-mêmes, et
« pour tous la question est irrévocablement jugée aujour-
« d'hui. La funeste erreur, l'erreur plusieurs fois séculaire
« sur *l'origine et le caractère de la syphilis*, aura cessé
« d'exister. Son véritable caractère sera désormais connu,
« et ce mal ne sera plus, en certains cas, le trouble-repos
« des familles, et, en toutes occasions, le vampire phy-
« sique et moral des individus.

« Le docteur Crommelinck démontre par des preuves
« irrécusables que le *principe et le caractère de la syphilis*
« *sont uniques et non multiples. Il n'y a* ni deux ni trois
« *virus différents,* il n'y en a qu'un seul, ayant, il est
« vrai, plusieurs degrés de malignité et de modes d'ex-

« pression ou d'effets sur l'individu qui en est atteint ;
« mais ne se modifiant point dans son essence, étant
« toujours le même au fond et réclamant constamment
« en principe le même traitement. La syphilis ne nous
« vient ni de Naples, ni de Rome, ni de Venise, ni de
« l'Amérique, pas plus qu'elle n'est d'origine anglaise,
« française ou espagnole. Elle n'est pas d'hier, pas plus
« qu'elle ne date d'un, de deux ou de quatre siècles. Ce
« mal a existé en tous temps et en tous lieux, partout où se
« rencontre l'espèce humaine, et il se développe chez elle
« dans des conditions déterminées, faciles à connaître,
« et, par conséquent, *faciles à prévenir*. Sa *source*, son
« *origine première et permanente*, gît tantôt dans le *flux*
« *menstruel*, tantôt dans les *pertes blanches de la femme*,
« et une fois issu de là, le MAL VÉNÉRIEN (issu *de Vénus*,
« *de la femme*) devient contagieux par lui-même (*ipso*
« *facto*), et il acquiert, par la propagation, des propriétés
« plus ou moins malfaisantes d'après les circonstances.

« Témoins nous-mêmes de nombreux cas où l'un des
« deux époux accusait l'autre d'une infraction grave à
« l'un des devoirs les plus sacrés du mariage, et dans
« lesquels le docteur CROMMELINCK parvenait à démontrer
« le non-fondé de l'accusation, et *ramenait ainsi la paix*
« *dans le ménage*, nous ne saurions assez recommander
« cet écrit à toutes les classes de la société ; nous n'hé-
« sitons même pas à proclamer cette publication comme
« une œuvre humanitaire. »

Après trente années de constants efforts à Bruxelles,

et l'emploi de la plus grande publicité possible en Belgique, l'auteur a fini par se convaincre que pour voir sa doctrine se généraliser, il lui fallait la sanction de là métropole du monde scientifique. Cette considération l'a déterminé à venir se fixer à Paris, afin de s'y consacrer à l'effusion de sa doctrine au sein du public le plus éclairé de l'univers. Il y sacrifiera toute son ardeur et tout son zèle, afin d'en assurer le triomphe, car il est convaincu qu'elle est appelée à rendre un grand service à l'humanité.

UN MOT

AUX MÉDECINS ET AUX GENS DU MONDE

A PROPOS

DE MA NOUVELLE DOCTRINE DES MALADIES VÉNÉRIENNES.

On a écrit d'innombrables volumes in-folio sur la *syphilis*. Chaque auteur a sa théorie et, comme corollaire, sa pratique à lui. Aussi, loin de s'éclaircir, la question s'embrouille davantage chaque jour, et malheureusement c'est au détriment de l'humanité. Je ne viens pas augmenter ce formidable contingent. Je nourris, au contraire, l'espoir de le détruire de fond en comble.

La vérité est une et indivisible. Deux doctrines opposées ne peuvent pas être également dans le vrai. Si l'une est la vérité, l'autre est un mensonge. On ne saurait sortir de ce dilemme. Si deux médecins ont cru pouvoir étayer chacun une doctrine différente sur des succès égaux, ou bien, en fait de thérapeutique (traitement des maladies), tous les chemins conduisent à Rome et l'empirisme devient notre souverain maître, ou bien l'un des deux médecins a mal observé : il a attribué le succès à ce qui n'était qu'un effet de la nature ; en d'autres termes, la nature était arrivée à bonne fin *malgré* la médicamentation, et avait triomphé tout à la fois et du mal et du remède.

Non pas que j'accuse ici mes confrères d'ignorance.

1.

Le mal ne gît pas là. J'ai démontré en d'autres écrits qu'il provient de la fausse direction imprimée à l'esprit d'observation chez les médecins dès le début de leurs études. Mais je crois inutile de m'engager ici dans la démonstration de ce fait. Je me bornerai à dire d'avance à mes confrères, à propos de ma *nouvelle doctrine,* que je ne commenterai, ni ne discuterai, ni ne disséquerai leurs théories et encore moins leur thérapeutique. J'exposerai purement et simplement ma doctrine, et des deux choses l'une : ou bien, elle est la vérité, ou bien elle est un mensonge ; si elle est la vérité, toutes les autres ne sont qu'un mensonge. Mais j'ajouterai : Je ne demande pas qu'on l'accepte *à priori,* et surtout qu'on applique sans examen les préceptes pratiques qui en sont la conséquence. Bien que mes expériences se comptent par milliers, et se fassent en public, *coram populo,* comme on dit, je ne force personne de les accepter aveuglément. Que chacun expérimente consciencieusement par lui-même, mais qu'il se *rende compte des faits tels quels, mais rien que des faits.* Point de métaphysique, mais une véritable observation des faits [1].

Un mot encore. On me demandera, peut-être, pourquoi j'adresse cet écrit aux *gens du monde,* et non pas aux *médecins,* ses *juges naturels ?*

Premièrement, une fois tombé dans le domaine de la

---

[1] Le lecteur voudra bien ne pas perdre de vue que cette publication est la seconde édition d'un Mémoire, dont la première a été publiée à Bruxelles en 1860.

publicité, quel que soit son titre ou son adresse, le médecin aussi bien que le prêtre, l'avocat comme l'homme de lettres, tout le monde enfin peut le prendre à partie. Il n'est soustrait à aucune juridiction, et personne ne doit ménager l'auteur.

Secondement, j'appartiens depuis trente ans à une *nouvelle école*.

Les préjugés qui déciment l'humanité règnent en maîtres absolus au sein des populations. L'action préventive des médecins pour la conservation de la santé des masses est presque nulle. L'ignorance de celles-ci en est l'unique cause. Naguère encore tout ce qui avait trait à l'*art de guérir* était interdit au vulgaire profane, comme on l'appelait. Ses préceptes étaient écrits en grec ou en latin; l'un des plus fameux écrivains, *Astruc*, mort il y a un siècle à peine, exprimait même ses plus vifs regrets de ne pouvoir employer une langue plus ignorée encore.

La *nouvelle école* envisage la question tout autrement. S'il m'était permis d'employer ici une analogie, je dirais avec *Sieyès* : « Il faut que la confiance vienne d'en bas et le pouvoir d'en haut. » Afin que la médecine puisse exercer une influence salutaire sur les masses, populariser l'hygiène, triompher des préjugés qui ruinent la santé, et faire recourir à l'homme de l'art en temps opportun, il faut que la confiance en ses préceptes règne au sein des populations. Pour me bien faire comprendre, un seul exemple suffira, mais il est si péremptoire et si étroitement lié au sujet de ce Mémoire, qu'il en dira peut-être plus que de nombreuses pages.

Pendant les quarante premières années de ce siècle nul ne contestera que le *mercure* ne fît plus de victimes que la *syphilis* qu'il était appelé à combattre. Aujourd'hui, loin d'être la règle, l'emploi du mercure est devenu l'exception ou peu s'en faut. Est-ce au corps médical qu'il faut attribuer l'honneur d'avoir déterminé l'extirpation de l'effroyable abus qu'on faisait du mercure? Aucun médecin n'oserait le prétendre. C'est le public qui, cette fois et par exception, a amené lui-même le corps médical à abandonner l'emploi de cet agent délétère. J'ai eu pour ma part des centaines de clients qui me prévenaient qu'ils ne suivraient pas mon traitement, si j'avais recours au mercure. Or, comment le public a-t-il été conduit à se tenir en garde contre l'emploi abusif de ce poison? N'est-ce pas par les nombreuses publications faites en ces vingt dernières années, lesquelles ont mis cette question à la portée de toutes les intelligences?

Je ne puis qu'effleurer ici cette importante question. Mais par le peu que je viens d'en dire, le lecteur comprendra aisément qu'en agissant comme elle le fait, la *nouvelle école* rend d'immenses services au public, non pas en cherchant à faire de chacun son propre médecin, ainsi qu'on l'a dit à tort, mais en répandant la lumière et le savoir sur un terrain où l'homme de l'art viendra ensuite semer et récolter des fruits qu'il ne peut espérer d'obtenir là où règnent l'obscurité et l'ignorance.

MÉMOIRE

SUR

L'ORIGINE, LA NATURE, LA PRÉSERVATION

ET LE TRAITEMENT

DE LA SYPHILIS

DE L'ORIGINE DE LA SYPHILIS.

La *syphilis*, ou *vérole*, ou *virus vénérien*, a existé de tous temps et partout où se rencontre l'espèce humaine. C'est un poison, un venin, un virus *animal*, qui est toujours et partout le même, et *qui se développe* SPONTANÉMENT *dans l'espèce humaine*. Il se transmet ensuite, *par voie de contagion*, d'individu à individu. *Sa source, son origine est tantôt dans les menstrues (règles, flux cataménial), tantôt dans les pertes dites flueurs blanches de la femme.* Ce flux cataménial et ces pertes deviennent poison, distillent le virus vénérien, *dans des circonstances déterminées*. De même, une fois éclos de là, il lui faut des circonstances déterminées pour qu'il devienne contagieux.

J'ai hâte de dire que si j'ai l'honneur d'être le premier, dans ces temps modernes, à exposer cette doctrine et à l'étayer sur de nombreux faits pratiques ; en d'autres mots, si j'ai l'honneur d'avoir le premier converti cette opinion en préceptes thérapeutiques, je suis bien loin cependant d'avoir l'honneur de la découverte, car, si découverte il y a, et si elle appartient à quelqu'un, il faut remonter bien haut pour en rencontrer l'auteur. En effet, il n'est autre que *Moïse!* Voici, à l'appui de cette assertion, ce que nous lisons dans le *Lévitique* (chap. xviii, vers. 19) : *Ad mulierem quæ patitur menstrua, non accedes, nec fœditatem ejus revelabis.*

En français : *Vous n'approcherez point de la femme pendant l'époque de la menstruation, et ne découvrirez point sa fétidité.*

Quel est le motif qui a pu déterminer le plus sage des législateurs de l'antiquité à défendre le rapprochement sexuel pendant l'époque des règles? Ne suis-je pas en droit de répondre *à priori* qu'il a dû remarquer qu'il en résultait des accidents ! On m'objectera peut-être que c'était une simple mesure de propreté. Mais si la malpropreté n'avait pas, en certains cas, des dangers sérieux pour la santé, pourquoi la sagesse des législateurs aurait-elle converti l'observance de la propreté en sévères lois? Pourquoi *Moïse* a-t-il également ordonné la *circoncision?* Et, dans l'espèce, est-ce dans le seul but de défendre une chose malpropre que *Moïse* a conçu cette loi? Sans même s'arrêter un seul instant à la profondeur de la sagesse de *Moïse*, nul ne le croira, pour peu qu'il connaisse l'entraînement de la passion. Que d'hommes, en effet, j'ai rencontrés qui n'étaient point arrêtés par cette malpropreté, et qui se sont corrigés après que je leur avais montré le véritable sens du verset du Lévitique !

Comment se fait-il cependant, m'objectera-t-on peut-être encore, que de temps à autre, en ces derniers siècles, on ait vu inopinément surgir la syphilis avec une gravité inouïe, comme un fléau, comme une peste, comme un mal nouveau, inconnu, ne paraissant avoir rien de commun avec les affections habituelles de ce genre, à telle enseigne que chaque nation cherchait à lui assigner une origine particulière, et en rejetait la faute sur une nation voisine ou éloignée? C'est ainsi que la syphilis reçut tour à tour un autre nom, d'après l'origine qu'on lui attribuait ou la nation que l'on accusait de son importation. On l'appelait *mal napolitain, mal américain, français, anglais* ou *espagnol;* on le disait provenir de *Venise*, de *Rome*, etc., etc.

D'abord cette objection n'en est pas une, car une erreur ne peut jamais entrer en ligne de compte à titre d'argument positif. Puis, ma doctrine devant l'anéantir d'elle-même (*ipso facto*), je pourrais me dispenser de la relever. Cependant je n'agirai point ainsi, et je donnerai la clef de ce prétendu mystère.

Dernièrement un célèbre médecin de Vienne décrivit très-sérieusement *une épidémie d'orchite*, ou *gonorrhée tombée dans les bourses*. Elle durait depuis six mois déjà, c'est-à-dire que depuis cette époque la plupart des malades qui s'étaient présentés à sa clinique, atteints de blennorrhagie, avaient vu ce qu'on appelle vulgairement la maladie tomber dans les bourses, et un gonflement inflammatoire du testicule s'ensuivre.

Tous les praticiens qui sont à la tête d'un service public ont eu à constater deux faits assez bizarres et que rien n'explique, sinon le hasard ou plutôt une influence quelconque, atmosphérique ou autre, mais dont la nature nous échappe. On est six mois, un an et davantage, sans voir un cas donné, c'est-à-dire telle ou telle maladie, puis inopinément il s'en présente à chaque instant. Ou bien des affections, d'ordinaire très-bénignes, prennent tout à coup un caractère malfaisant extraordinaire. Je ne parle pas ici de maladies ayant leur cause de développement ou de violence dans une circonstance déterminée et toujours la même, comme la température, mais de ces affections qui surviennent on ne sait comment ni pourquoi. C'est ainsi que j'ai fréquemment rencontré cette prétendue épidémie du médecin de Vienne : quoi que je fisse, les blennorrhagies les plus bénignes tombaient dans les bourses ! C'est ainsi que, sur une plus vaste échelle, on a vu la variole, la scarlatine, la rougeole, le choléra, le typhus, etc., frapper subitement les populations comme un fléau, comme un mal en apparence sans précédent dans le passé, se bornant tantôt à une localité, tantôt envahissant une vaste contrée, franchissant même les mers, en un mot, n'être arrêté par aucun obstacle, alors que d'autres fois on le voit s'isoler dans un quartier de ville, dans une rue, dans une famille. Il est des époques où l'on n'entend parler que de morts subites par apoplexie foudroyante, de femmes en couches succombant à la fièvre puerpérale ; d'autres fois la petite vérole enlève des populations entières ; il y a des années que les enfants d'une ville sont décimés par le croup, etc., etc.

Ainsi il en a été de la *syphilis*, avec cette différence que cette espèce d'épidémie sévissait avec plus de violence, parce qu'en raison de la honte qui frappe l'individu atteint de cette affection et le retient le plus longtemps possible à avoir recours à l'homme de l'art, le mal s'étendait clandestinement, et allait en s'aggravant à mesure même qu'il s'étendait davantage par voie de contagion. Aussi pour le médecin observateur, pour celui-là surtout qui est à la tête d'un service public, cette question est jugée définitivement.

Je terminerai ce chapitre en disant que je suis porté à croire, bien que je n'en aie encore aucune preuve péremptoire, qu'il est un cas où l'homme peut également devenir *cause-origine* de *syphilis*, à savoir, lorsqu'il est atteint de *balanite*, vulgairement appelée *chaude-pisse bâtarde*, et qui n'est autre qu'une inflammation de la muqueuse qui recouvre le gland et tapisse la face interne du prépuce. Mais qu'on ne perde pas de vue que je n'entends parler ici que du cas d'inflammation survenue *spontanément*, par suite de malpropreté et d'accumulation de matières sébacées derrière la couronne du gland. Nul doute même que c'est afin de prévenir ce désastreux effet de la malpropreté que la loi mosaïque a prescrit la *circoncision* chez les Israélites.

Ce n'est certes pas que les auteurs n'aient jamais parlé de la possibilité de voir surgir une affection uréthrale à la suite d'un coït avec une femme atteinte de flueurs blanches ou étant simplement en état de menstruation ; mais de là à l'idée que cette affection, qu'ils appellent *blennorrhée*, soit une affection syphilitique, ou bien qu'il en puisse provenir une, il y a si loin que je ne crois pas qu'il soit nécessaire de m'arrêter à cette question.

Je me plais à l'avouer même, et peut-être ne suis-je pas totalement étranger à ce salutaire progrès, surtout depuis qu'entre autres écrits contre l'emploi des mercuriaux, j'en ai publié un dans lequel je déclare, à la suite d'une visite que j'y fis, « *qu'on pouvait voir dans l'un des plus grands hôpitaux* SPÉCIAUX *du monde, à* X***, *l'*ASSASSINAT PAR LE MER-CURE *pratiqué sur une grande échelle, sous la direction de l'une des célébrités contemporaines* [1]; » je me plais à avouer, dis-je, que depuis quelque temps il s'opère un grand revirement dans la doctrine des savants qui s'occupent spécialement du traitement des maladies syphilitiques, témoin l'exemple suivant : « ... Avant d'aller plus loin, nous pensons qu'il est urgent de rappeler cette vérité : *le principe de la vérole est toujours le même,* et les diverses conséquences qui en résultent tiennent aux conditions naturelles ou accidentelles des individus qui sont infectés du virus syphilitique [2]. »

Quoi qu'il en soit, s'il en est déjà d'autres que moi qui professent la même opinion, tant mieux pour l'humanité d'abord, et ensuite pour la plus grande satisfaction des champions, attendu que plus le nombre des adeptes devient grand, plus près chacun d'eux est du triomphe de la bonne cause. Pour ma part, j'aime mieux d'avoir à tendre la main à un rival, que d'avoir à combattre une erreur chez un confrère.

---

[1] Voir mon *Véritable Guide pratique de la santé,* à l'usage des gens du monde, 2e édition, p. 694. — Bruxelles ; Detrie Tomson. Prix : 10 francs.

[2] *Du traitement du chancre phagédénique,* par M. le docteur E. Putégnat, de Lunéville. (*Journal de médecine* de la Société des sciences médicales et naturelles de Bruxelles, février 1863, p. 117.)

DE LA NATURE DU VIRUS VÉNÉRIEN.

Disons de suite que par *virus vénérien* j'entends faire constamment allusion au même principe morbifique, et par suite à la même affection, c'est-à-dire *à une affection provenant originairement de la femme,* quelle que soit son *expression extérieure ou apparente.*

J'éprouve ici le besoin de faire une courte digression, en résumant brièvement ce que j'ai écrit tout au long dans un autre ouvrage sur ce que j'entends par *expression de la maladie.* Cette digression me paraît d'autant plus néces-saire que cette question n'a jamais été traitée dans aucun ouvrage de médecine. En médecine, cependant, le mot entraîne souvent la chose et conduit aux plus funestes erreurs, ainsi qu'on le va voir.

Pour déterminer le siége et le caractère de la maladie, le médecin étudie l'ensemble comme l'individualité des symptômes ; puis il fait de la *séméiologie,* c'est-à-dire qu'il convertit les symptômes en signes ; en d'autres mots, il donne un nom à la maladie, il la qualifie : cela s'appelle faire le *diagnostic.* C'est la pierre d'achoppement du mé-decin, car s'il n'est pas praticien consommé et véritable observateur, il se laisse entraîner par les apparences, par ce que j'appelle l'*expression de la maladie.*

Chaque maladie est accompagnée d'un cortége de symptômes plus ou moins nombreux, et ces symptômes sont plus ou moins importants et plus ou moins constants. Mais *chaque individu a son degré de sensibilité propre; chaque individu a sa manière de sentir à lui, comme il a sa peur à lui.* Aussi chaque individu, à l'apparition d'une maladie, a l'esprit frappé d'une façon particulière; chaque individu a l'esprit entraîné par le symptôme dominant, pour lui bien entendu, et chacun d'eux *exprime son mal* en raison de ce symptôme dominant. C'est ce que j'appelle l'*expression de la maladie,* laquelle entraîne très-souvent le jeune médecin dans une erreur de diagnostic.

Quelques exemples me feront peut-être mieux comprendre. J'insiste d'autant plus vivement sur ce point, que j'ai été témoin de milliers de cas d'*affections vénériennes* où l'*expression de la maladie* avait entraîné le médecin dans une voie fatale. Ces faits pullulaient à ma clinique ; j'ai vu mes élèves en trembler de peur.

Mais je citerai d'abord quelques exemples que l'on pourra considérer comme les éléments de la question.

Pierre se plaint vivement d'une douleur d'un côté de la tête. Quoi que le médecin lui dise ou lui demande, *Pierre* répond : *Migraine.*

Paul ne se plaint que d'une seule chose ; débarrassez-le de cette chose, il sera sauvé. Cette chose est un *mal de reins.*

Charles est accablé d'une pesanteur de tête effroyable, à le rendre fou ; il ne voit plus ; il vous entend à peine. Guérissez-le donc de suite de cette *céphalalgie,* et *Charles* vous en sera éternellement reconnaissant.

Jacques est insupportable à lui-même ; il se racle sans cesse la langue avec une baleine ; sa bouche est un vrai cloaque. Vite ! vite ! cher docteur, enlevez-moi cette crasse, purifiez cette bouche *pâteuse,* donnez-moi quelque bonne limonade, et je serai sauvé, s'écrie *Jacques* impétueusement.

Joseph a les membres brisés ; il ne sent pas de *lassitude ;* son sang est épais, il circule à peine ; pour l'amour de Dieu, rendez la souplesse à ses membres, dégorgez-les de leur trop de sang ; saignez-le ou diluez son sang !

Jean se plaint amèrement de *diarrhée ;* arrêtez-la de suite par un énergique astringent, si vous ne voulez pas qu'il en meure.

Boniface est morose et taciturne depuis plusieurs jours ; il est *constipé ;* cette *constipation* le tourmente au delà de toute expression, car elle a résisté à plusieurs lavements !

Henri est pris de *coliques* affreuses, intolérables ; il a épuisé toute une fiole de liqueur anodine de Hoffmann et s'est frictionné le ventre avec force laudanum, mais rien n'y a fait !

André est tourmenté chaque jour, ou de jour à autre, par des frissons suivis de chaleur et d'abondantes sueurs. Il a une *fièvre intermittente ;* s'il habite un pays marécageux, c'est la fièvre algide, palüdéenne, des marais, etc. ; il a pris inutilement des doses fabuleuses de *sulfate de quinine.*

Louis est un bambin de six mois, criant jour et nuit comme un petit forcené. Sa maman n'y tient plus ; son enfant en mourra si le docteur ne lui donne pas de suite quelque chose qui *corrige les crudités acides* qu'il a dans l'estomac.

Ces dix personnes se plaignent-elles chacune d'une

maladie différente? Pas le moins du monde ! Elles sont toutes les dix atteintes de la même affection, savoir, d'un *embarras gastrique,* appelé vulgairement *estomac sale,* et chez toutes les dix vous trouverez même très-fréquemment la cause ailleurs que dans l'estomac. Nonobstant, que de fois n'ai-je pas vu chacune de ces dix personnes être traitées conformément à *l'expression individuelle de leur mal,* et celui-ci rester rebelle, devenir chronique ?

Voici un autre exemple frappant de vérité et qui se représentait tous les jours à ma clinique.

Je pose en fait que sur cent cas de *névralgies* (douleurs nerveuses) *de la tête* ou *de la face,* il y en a quatre-vingt-dix-neuf qui proviennent purement et simplement d'une carie de dents ou bien d'une irritation des gencives produite par la présence de tartre à la racine des dents. Eh bien , l'expérience me permet d'affirmer que la plupart de ces quatre-vingt-dix-neuf malades seront soumis à un traitement antispasmodique, c'est-à-dire qu'ils prendront à l'intérieur des antispasmodiques ou des calmants, et s'appliqueront extérieurement des vésicatoires et des révulsifs de tout genre, afin de combattre *directement* non pas leur maladie, mais *l'expression de leur maladie.* Aussi était-ce plaisir de voir à ma clinique *ces ultra-rebelles migraines, ces anciennes et insupportables névralgies temporales, faciales, sus et sous-orbitaires, occipitales, pariétales,* etc., tomber d'emblée, disparaître comme par enchantement sous les pinces, les daviers et les grattoirs de notre *chirurgien-dentiste !* Nos élèves avaient fini par y prendre goût, car, ce bruit s'étant répandu en ville, tous les *névralgiques* accouraient au *Dispensaire Vésale.*

Le fait suivant, consigné à la page 70 du *Bulletin mensuel* du *Dispensaire Vésale* (décembre 1859) en dira plus long que bien des commentaires : « Un septuagénaire de « la rue des Minimes, 25, nommé *Janssens*, m'a fait ap- « peler pour une *névralgie faciale* qui, *depuis vingt-deux* « *ans,* avait fait de ce vieillard un véritable martyr. *Jans-* « *sens* a subi *quarante-deux* fois l'opération de la section « d'une portion de nerf dentaire ou facial. L'acupuncture « électrique, l'une des opérations les plus douleureuses de « la chirurgie, a été faite des centaines de fois. Il a pris « des boisseaux de remèdes, tous plus violents les uns que « les autres, et jamais *Janssens* n'a cessé de souffrir. Mais « ce qui le tourmentait le plus, peut-être, c'était de *baver* « sans cesse. *Janssens* devait constamment tenir la bouche « béante, un vase entre les jambes, pour laisser échapper « une salive abondante et fétide. Or, j'ai guéri ce mal- « heureux vieillard à peu près séance tenante, grâce « à l'intervention de notre habile collègue, M. *Delapierre,* « le chirurgien-dentiste du Dispensaire Vésale. Chez « *Janssens,* les quelques dents et chicots qu'il avait « encore dans la bouche étaient non pas enduits, mais « ensevelis sous une montagne de tartre : c'était affreux « à voir. J'y reconnus sur-le-champ la cause première, « la seule cause de son long et terrible martyre ; aussi la « bouche était à peine déblayée et nettoyée, que *Janssens* « se sentit monter d'enfer en paradis. Quelques soins « hygiéniques complétèrent et raffermirent la guérison. »

Voici quelques cas entre mille, lesquels se rapportent directement à la spécialité qui fait le sujet de ce mémoire[1].

___

[1] Je les emprunte, les uns, au Bulletin de la clinique du Dispen-

M. *Panneels* cherchait depuis trente-deux ans à se faire guérir d'un *écoulement uréthral chronique,* accompagné parfois d'un peu de *spasme* au col de la vessie ; c'était ainsi, du moins, qu'il *exprimait son mal.* Aussi grand fut son étonnement lorsque je proposai à M. *Panneels* de le *sonder,* chose dont il entendait parler pour la première fois de sa vie, mais bien plus grand encore fut-il lorsque je lui déclarai qu'il avait *une pierre* dans la vessie, pierre dont je l'ai débarrassé en quelques séances de *lithotritie.*

M. X***, commissaire de police, était affligé depuis cinq ans de la triste infirmité de *ne plus savoir retenir ses urines ;* elles s'écoulaient involontairement. *Je n'ai plus de vessie,* s'écriait-il douloureusement, et je n'ai pas encore quarante ans. Aussi nul ne saurait dépeindre sa *stupéfaction* lorsqu'il me vit, séance tenante, extraire en une fois de sa vessie *un litre et demi d'urine.* On ne l'avait jamais *sondé,* mais, par contre, il avait pris tous les *diurétiques* imaginables. Au lieu de ne pas savoir retenir les urines, la vessie était incapable de les expulser, et le malade urinait par regorgement, comme d'autres, en ces cas, sont obligés d'uriner à chaque instant. Cette affection est d'une fréquence extrême chez les vieillards.

Un autre genre d'affection pullulait à ma clinique, à savoir des *flueurs blanches* chez des femmes qui se *disaient* atteintes de *faiblesse* de *constitution,* et avaient pris en vain des quantités prodigieuses de toniques et de ferrugineux. Or c'était un fait plus qu'exceptionnel que de ren-

saire Vésale ; les autres, à mon *Traité des affections génito-urinaires.*

contrer une malade chez laquelle on avait appliqué le *spéculum;* on les avait toutes traitées d'après l'*expression de la maladie.* Cependant il est rare, excessivement rare de rencontrer cette affection sans qu'elle dépende d'une *lésion locale* de l'un ou de l'autre des organes génitaux de la femme, lésion qui se décèle à première vue par l'emploi du spéculum.

Ce qui précède suffira pour faire comprendre ce que jentends par *expression de la maladie,* l'importance qu'il y faut attacher, et son analogie avec tous les genres d'*expression du mal vénérien.* Je démontrerai que *balanite* ou *chaude-pisse bâtarde, blennorrhée, gonorrhée, blennorrhagie virulente* et *non virulente, goutte militaire, chancres indurés* et *non indurés, chancres phagédéniques, bubons, périostoses, exostoses, plaques, excroissances* ou *exanthèmes, dartres,* etc., etc., sont tous l'*expression d'un même mal au fond,* variant, il est vrai, d'intensité et de malignité, ici dangereux, là inoffensif, mais, en tous cas, *provenant de la même source.*

Pour mieux faire comprendre ma doctrine, je raconterai comment j'ai été amené à la découverte de la véritable nature de la syphilis.

Pendant mon internat à l'hôpital de Gand, en 1832, un mari se prit de querelle avec sa femme. Ce couple avait vécu jusqu'alors en très-bonne intelligence. La dispute avait eu un motif extrêmement futile. Mais, arrivé à bout de patience, le mari donna inopinément un soufflet à sa femme. Celle-ci, prise subitement d'un accès de rage, et prompte comme la foudre, saisit la main de son mari et lui *mordit violemment le pouce jusqu'au sang.* L'application de cette quasi-peine du talion calma soudain l'orage. La joue de la femme était rouge, le pouce du mari était meurtri. Chaque époux s'appliqua des compresses d'eau froide, et pendant quelques jours on n'y pensa plus. Mais au moment où le mari crut à la cicatrisation complète de la morsure, quelques bourgeonnements d'apparence fongueuse s'élevèrent sur le tissu cicatriciel. On les cautérisa. Peine inutile. Douze jours après la morsure, je fus obligé d'enlever la première phalange du pouce. Mais au moment où l'on pouvait croire encore une fois à la cicatrisation complète de la plaie, les mêmes bourgeonnements fongueux se reproduisirent. J'enlevai le pouce ; et de même le professeur enleva plus tard et successivement le premier métacarpien, le poignet, l'avant-bras et l'épaule ; mais le malheureux finit par succomber à la suite des fongosités cancéreuses qui se reproduisirent avec une inexprimable fureur après la désarticulation de l'épaule.

Quel phénomène s'est-il produit ici ? Il est bien simple pour celui qui s'arrête à la constatation mathématique brutale du fait : *La salive de la femme a subitement acquis un caractère venimeux*, elle est devenue *virus, venin, poison*. Ce virus a été appliqué sur une partie saignante ; il a pénétré dans le sang de l'individu, l'a empoisonné, et de là les phénomènes que je viens de décrire.

Ce fait n'est pas unique dans son genre.

L'*hydrophobie*, par exemple, n'est pas autre chose.

En 1843, j'ai publié dans les *Annales médico-légales belges*, dont j'étais rédacteur en chef, un mémoire sur la *rage canine*, par Louis Toffoli, de Bassano, lu à l'Athénée de Brescia le 31 mai 1840, par le docteur Giacomo Uberti, médecin principal de l'Hôtel-Dieu de cette ville. Pendant dix années consécutives, le docteur Toffoli s'était enfermé dans un chenil avec quantité de chiens, et, à force de recherches minutieuses et attentives, il était parvenu à constater que la *rage* surgissait constamment chez le chien dans une circonstance déterminée, laquelle n'était autre que l'*amour contrarié*. Le docteur Toffoli provoquait même la rage à volonté ; ce qui signifie qu'en des cas déterminés la salive d'un animal prend spontanément, subitement ou lentement, le caractère de venin, devient poison, virus animal, se transmettant d'abord par contamination, si je puis m'exprimer ainsi, puis par contagion, d'un individu à un autre.

Mais n'allons pas si loin ni si haut dans le passé, car il se présente tous les jours des faits analogues autour de nous.

Qu'un chat vous griffe en jouant, la plaie sera simple et guérira en peu de temps. Irritez au contraire ce chat, s'il vous griffe ou vous mord, la plaie s'enflammera et mettra un long temps à se cicatriser, surtout si vous n'avez pas eu la précaution de la *cautériser* immédiatement. Que d'exemples encore de chats que la peur ou la colère a rendus *instantanément* furieux, et dont les morsures sont devenues mortelles ! C'est aussi l'histoire de la plupart des animaux dits venimeux. Quel est le phénomène qui se produit ici ? Le même que chez la femme de Gand, que chez le chien ou le chat devenu enragé : la salive s'est irritée, elle s'est convertie en poison, en virus ; elle est devenue substance léthifère.

C'est le même phénomène qui se produit chez une femme pendant l'époque de ses règles ou bien chez une femme ayant des flueurs blanches.

Cet empoisonnement s'effectue de la femme à l'homme d'une manière très-simple. Pour le bien comprendre, il suffit de se reporter à l'histoire de la femme de Gand, du chat, du chien hydrophobe, etc., ce qui signifie qu'il ne faut pas perdre de vue que cet empoisonnement ne s'effectue que dans des circonstances données. D'autre part, la transmission du poison à un individu sain et son action malfaisante sur lui ne sont jamais absolues. *Il faut un concours relatif de l'individu sain,* c'est-à-dire, que celui-ci doit également se trouver dans des conditions déterminées.

Ainsi une femme en état de menstruation ou de flueurs blanches peut avoir cent fois des relations avec un homme sans lui transmettre aucun mal, tandis que la cent et unième fois cet homme sera pris de gonorrhée. Il est même des exemples très-fréquents qu'un homme voit *habituellement,* sans danger, une femme pendant l'époque de ses règles ou en état de pertes blanches, alors qu'un autre individu ayant exceptionnellement commerce avec cette femme, est pris d'une affection vénérienne.

Pourquoi ?

Parce que dans les deux cas de contamination, chaque couple, dans un moment donné, se sera également trouvé dans les conditions voulues, la femme, *pour le degré d'â-creté du virus ;* l'homme, *pour la susceptibilité d'en recevoir l'atteinte.* En d'autres mots, le flux cataménial ou bien les flueurs blanches avaient ou ont subitement acquis le degré d'âcreté qui leur donne un caractère malfaisant, venimeux ; d'un autre côté, chaque homme se sera trouvé au moment donné dans des conditions favorables à recevoir l'atteinte malfaisante de la liqueur viciée, et de part et d'autre la viciation du flux cataménial ou des flueurs blanches, et l'imprégnation facile chez un homme sain seront survenues spontanément et à l'instant même, comme elles pourraient avoir été préparées de longue main.

Et de même que nous avons vu que la colère suffit pour envenimer la salive chez une femme, comme un amour contrarié l'empoisonne chez un chien, ou une folle peur chez un chat, ce qui signifie, en d'autres termes, qu'une affection purement *morale* chez la femme, et *nerveuse* chez les animaux, est capable de convertir une humeur d'ordinaire saine en un poison animal des plus violents, de même ne se pourrait-il pas, dans le cas d'un commerce sexuel illicite, que l'influence morale fût suffisante pour déterminer l'altération de l'humeur en question ? Il n'y a rien d'extraordinaire dans cette hypothèse.

Donc des deux côtés il n'y a rien d'absolu. La nature végétale nous offre tous les jours ce phénomène, si phénomène il y a. Pour qu'une graine germe et reproduise, il faut deux conditions principales : Premièrement, la graine doit être en état ; secondement, le terrain où on la sème doit être convenablement approprié. Que la graine soit trop jeune ou trop vieille, elle ne poussera pas, le terrain fût-il bon. Que le terrain soit trop chaud ou trop froid, trop sec ou trop humide, et, dans l'un comme dans l'autre cas, la graine périra, fût-elle dans les meilleures conditions.

2.

Voilà pour le principe, voici pour la production successive des phénomènes.

Une femme est en état de menstruation ou d'écoulement habituel ou momentané de flueurs blanches. Les règles constituent une élimination d'humeurs viciées[1]. Le sang cataménial est habituellement âcre, irritant ; beaucoup de femmes en éprouvent des irritations aux parties sexuelles, celles surtout qui négligent tous soins de propreté. Cependant la femme est saine et aucun phénomène particulier ne se manifeste chez elle. Il est des femmes toutefois qui vous diront qu'à cette époque elles se sentent habituellement *échauffées*. Il arrive encore qu'elles disent *s'être échauffées* exceptionnellement par une fatigue extraordinaire, une excitation subite ou un excès quelconque. La femme peut tout aussi bien être au début de ses relations sexuelles qu'en être coutumière. Mais au moment du coït, l'homme se trouve dans un état propice, favorable à l'imprégnation malfaisante du principe âcre qui existe *ipso facto* (naturellement en quelque sorte), ou bien qui se sera spontanément et subitement développé outre mesure chez la femme, et le coït sera suivi chez l'homme, soit d'une balanite (*chaude-pisse bâ-*

---

[1] Le lecteur est prévenu que je me borne ici à la simple énonciation d'un fait. J'ai longuement discuté ailleurs (*Traité d'anthropologie*) la *théorie* des *humeurs viciées*, en opposition avec celle de l'*école* dite *physiologique*, qui ne voit dans tout *afflux de sang* anomal ou extraordinaire qu'une *irritation* ou une *inflammation*, suivant la gravité du cas ; c'est-à-dire que, d'après elle, toute irritation est le produit d'un plus grand afflux de sang dans un lieu donné, ou *vice versâ*. Moi, j'y vois, au contraire, un afflux d'humeurs viciées, et dans la prétendue irritation, la réaction de l'organe, dans le but d'éliminer ces humeurs.

tarde), soit d'une blennorrhagie plus ou moins bénigne, celle que les médecins nomment *blennorrhée.* Toutefois, j'ai vu survenir la blennorrhagie la plus virulente. Il n'est pas rare non plus de voir surgir des végétations ou excroissances sur le gland et le prépuce.

C'est le coup de griffe que donne le chat en jouant.

Mais il est à remarquer que chez l'homme l'affection atteint immédiatement un degré de *venimosité* ou de malignité que ne possède pas, en général, le liquide menstruel ou celui des flueurs blanches de la femme, source primitive du mal. De prime abord, l'écoulement qui survient est d'une nature plus malfaisante et d'un caractère éminemment plus contagieux. Que l'homme qui en est atteint ait communication avec une femme saine, il lui transmettra une affection qui prendra de suite toutes les proportions d'une *blennorrhagie* que les médecins qualifieront d'*aiguë,* de *virulente* ou *syphilitique.* L'affection sera autrement grave encore si, d'aventure, quoique saine, c'était une femme à humeurs âcres, viciées, ou bien si elle avait le sang habituellement ou exceptionnellement échauffé [1].

C'est le coup de griffe du chat en colère.

Supposons maintenant qu'un homme ait commerce avec cette femme et qu'il présente un terrain favorable à la contamination et au développement du virus, cet homme sera pris de *chancres,* de ce qu'on appelle communément *vérole, syphilis.* Le mal qu'il prendra pourra

---

[1] Que de fois n'entend-on pas dire : Mon dieu ! le moindre bobo, une piqûre d'aiguille, tourne chez moi en irritation grave ! C'est que chez ces personnes le *sang est vicié*, chargé d'humeurs âcres.

être foudroyant; ce sera peut-être un chancre dévorant, rongeur, le chancre dit *noli me tangere* (ne me touchez pas).

C'est le coup de dent du chat ou du chien enragé.]

Et chacun de ces individus pourra respectivement transmettre le mal à un degré plus ou moins violent, d'après la situation respective des individus avec lesquels il aura commerce.

Cette réciprocité de susceptibilité ou de nécessité de prédisposition est d'ailleurs facile à prouver en se plaçant même au point de vue des doctrines ayant cours aujourd'hui. Ainsi que de fois n'a-t-on pas constaté qu'une courtisane atteinte d'une affection vénérienne (blennorrhagie virulente ou chancres) ait eu commerce sucessivement, mais à courts intervalles, avec plusieurs individus qui ont été atteints les uns de chancres, les autres de blennorrhagies plus ou moins intenses, ceux-ci de bubons, ceux-là d'excroissances, tandis qu'il y en avait parmi eux sortis de là sains et saufs?

Tous les jours n'ai-je pas eu à constater à ma clinique que des individus ont été atteints d'une affection vénérienne dans des maisons de prostitution, bien qu'ils eussent pris la précaution de choisir une femme qui venait de subir la visite et avait été reconnue saine?

N'ai-je pas été appelé des centaines de fois, pendant que j'étais chargé du service sanitaire à Bruges, à faire une contre-visite dans des cas pareils, et n'avoir rien découvert chez la femme? Que de fois n'ai-je pas, en ces cas, protesté contre l'autorité qui punissait le soldat de ce qu'il ne voulait pas dénoncer la vraie coupable?

N'ai-je pas été mille fois témoin du développement

d'une ophthalmie purulente contagieuse, dite *blennorrhagique,* avec granulations, chez des nouveau-nés appar-
tenant à des parents sains? Et à quoi l'attribuer, sinon
au contact des liquides plus ou moins fétides qui baignent
le vagin pendant l'accouchement?

Ne voyons-nous pas la simple transmission du liquide
muqueux d'une blennorrhée produire des ophthalmies purulentes d'une effroyable intensité? Et l'ozène purulent,
par le seul transfert d'un peu de pus de blennorrhée sur
la membrane pituitaire, est-il donc si rare?

J'ai eu l'occasion de constater le fait suivant : Deux
amis et la concubine de l'un d'eux soupèrent ensemble.
La femme et l'ami restèrent cinq minutes seuls à la fin
du repas. Trois jours après, le mari vint me consulter pour
une violente blennorrhagie. Depuis longtemps il n'avait
eu des relations qu'avec sa concubine, laquelle était, d'a-
près lui, la fidélité incarnée. Je la fis venir chez moi :
elle n'avait pas la moindre trace ni d'affection syphilitique
ni de leucorrhée. Mais, comme elle avait peur elle-même,
elle finit par m'avouer que l'ami avait profité du moment
d'absence de son amant, et cet ami, selon ce qu'elle ap-
prit le lendemain, était gravement malade.

Mais voici ce qui couronne notre édifice.

Les faits pullulent dans ma clientèle particulière autant
que jadis à ma clinique du *Dispensaire Vésale,* de maris
atteints de gonorrhée et garantissant sur l'honneur, et
plus encore inspirés par leur propre intérêt, qui est celui
de dire la vérité, qu'ils n'avaient eu des relations qu'avec
leurs femmes. *Elle est donc malade,* disent-ils, *elle a méconnu ses devoirs, elle m'a trompé!*

Que de fois j'ai eu le bonheur *de faire rentrer la paix dans le ménage*, en constatant l'état de santé de la femme et en obtenant l'aveu d'un coït pendant l'époque de la menstruation ! Ou bien que de fois j'ai eu à constater des pertes ou des flueurs blanches, provenant soit d'une inflammation chronique de la muqueuse vaginale, soit d'une irritation avec excoriations ou ulcérations du col utérin, soit de la cavité utérine ellé-même, reconnaissant les causes les plus ordinaires, telles qu'un froid, une marche prolongée, le coït répété, une descente de la matrice, une disproportion du membre viril à cause de l'étroitesse du vagin, un état de malpropreté habituel, un sang menstruel âcre, etc. !

Je terminerai ce chapitre en allant au-devant de quelques objections. J'exposerai en même temps quelques faits empruntés à d'autres genres d'affections contagieuses et qui viendront corroborer ma doctrine.

Il est des animaux, dit-on, témoin le serpent à sonnettes, qui ont un réservoir constamment rempli d'un poison qu'ils mêlent *à volonté* à leur salive, ou plutôt qu'ils versent à volonté, par un canal dont les dents canines sont creusées, dans la plaie par morsure qu'ils font à leur ennemi. Chloroformez cet animal ou bien tuez-le pendant son sommeil, prenez ensuite du liquide contenu dans le réservoir, inoculez-le sur un animal sain, et voyez si l'empoisonnement ne s'ensuivra pas. En conséquence, le liquide venimeux ne s'est pas formé exceptionnellement.

Reproduire cette objection, c'est la réfuter. En effet, prouve-t-elle autre chose sinon que l'on rencontre chez quelques animaux des liquides naturellement malfaisants pour autrui ? Ce fait détruit-il celui de la formation subite d'un poison dans des liquides jusque-là inoffensifs ? Le chien hydrophobe a-t-il quelque part une pochette remplie de virus rabique duquel il puisse se servir à l'occasion ? D'ailleurs les auteurs qui parlent du réservoir du serpent à sonnettes n'ajoutent-ils pas que l'action malfaisante de son venin est d'autant plus violente que l'animal a été plus longtemps sans s'en servir ; qu'elle devient même foudroyante si, au moment de s'en servir contre un ennemi, le serpent se trouve en état de grande irritation ?

Prenez le virus, dit-on, d'un chancre vénérien primitif, inoculez-le, et dans cent quatre-vingt-dix-neuf cas sur deux cents, vous verrez se reproduire le même ulcère. Le phénomène contraire arrive si vous prenez le virus d'un ulcère induré. Donc ce n'est pas le même virus qui produit le chancre primitif et le chancre induré, ou tout au moins le virus se modifie ; ici c'est le virus vérole, la vraie syphilis, qu'il faut attaquer à outrance par le *mercure ;* là on peut se borner à la cautérisation locale..., à moins que vous ne remarquiez à la longue, rien ne permettant de le prévoir de prime abord, que l'ulcère chancreux devient chancre induré ou vérole !

Encore une fois, que prouve ce fait, sinon que le virus, pour être transmissible, doit se trouver lui-même dans des conditions déterminées ? Et cette condition ne s'applique-t-elle pas à tous les virus ? Si vous ne prenez pas le virus-vaccin d'une pustule à un moment propice, ordinairement le septième jour, ne voyez-vous pas le plus souvent échouer l'inoculation ? Le docteur *Toffoli* et bien d'autres après lui n'ont-ils pas prouvé que la rage secondaire n'est pas contagieuse, c'est-à-dire que le chien devenu hydrophobe par la morsure d'un chien qui a pris la rage par cause naturelle ne transmet pas lui-même le virus rabique? Quel est le médecin praticien qui puisse douter de la non-transmissibilité de la gale·chronique? N'est-ce pas également à sa première période que l'on voit la petite vérole se communiquer aux assistants? La peste d'Orient ne présente-t-elle pas des conditions identiques? Et le dernier des paysans ne vous dira-t-il pas qu'avant de semer vous devez préalablement bien vous assurer de la bonne qualité de la semence, faute de quoi elle ne poussera pas?

D'autre part, tel virus, le virus vaccin, par exemple, n'a qu'une action momentanée et détermine un ulcère qui disparaît au bout de peu de temps, tandis que le virus syphilitique s'infiltre peu à peu dans tout l'organisme, et le détruit complétement si l'on ne parvient pas à l'en expulser.

J'ai parlé dans mon *Traité d'Anthropologie* du danger de retarder l'opération de l'ablation du *squirrhe,* parce que si l'opération est faite lorsque le squirrhe est déjà passé à l'état de *cancer,* il se reproduit à peu près constamment ailleurs. C'est ce que les médecins appellent *cachexie* ou *diathèse cancéreuse.* Or, il se produit en cette occurrence un cas identique à l'empoisonnement de l'économie par un virus quelconque. De local le poison est devenu général. Le principe vénéneux du cancer a peu à peu envahi tout l'organisme. Aussi n'ai-je jamais voulu enlever un squirrhe, et encore moins un cancer,

sans soumettre le malade, avant, pendant ou après l'opération, à un traitement DÉPURÁTIF (*corrigeant le sang*).

Il ne faut pas même des *poisons* animaux pour détruire
l'organisme : ne voyons-nous pas tous les jours des malades être enlevés par des fièvres *purulentes* ou *hectiques,*
par ce qu'on appelle *absorption purulente ?*

DE LA PRÉSERVATION DE LA SYPHILIS.

(*Y a-t-il moyen de se* PRÉSERVER de la SYPHILIS, de la RAGE, de la GALE, etc., c'est-à-dire d'en PRÉVENIR *le développement* SANS DANGER pour l'individu, même *après que les premiers symptômes se sont déclarés ?*

Je puis répondre ici sans hésitation par l'*affirmative* la plus absolue, et le prouver de la façon la plus péremptoire.

Prenez du virus syphilitique bien conditionné, inoculez-le chez un animal, à deux places à la fois, par exemple, à la tête et aux pieds. Appliquez l'*antidote* de l'un ou de l'autre côté (le cautère; mais dans la syphilis et dans la gale il y a des substances végétales et minérales qui ont la même vertu); là où vous l'aurez appliqué, aucune ulcération ne surviendra, alors que le contraire arrivera de l'autre côté. Pour l'hydrophobie, on la prévient en cautérisant la plaie aussitôt après l'inoculation. La gale reste plus longtemps encore *maladie locale,* c'est-à-dire qu'elle met plus de temps à pénétrer dans l'économie.

Pour peu qu'on réfléchisse au paragraphe précédent, on comprendra aisément que l'action du virus vénérien est d'abord toute locale. Là où l'inoculation a eu lieu surgit le premier désordre. Nul n'ignore où est son siége de prédilection. Mais si le poison a été inoculé par une autre voie, c'est là où l'inoculation s'est faite que se ma—

nifeste le premier symptôme du mal. Cette inoculation exceptionnelle peut se faire de cent manières différentes ; il n'est personne qui n'en connaisse quelques-unes.

Aussitôt que le virus syphilitique est appliqué sur une partie quelconque du corps, la lutte commence entre lui et l'organisme, lutte toute bénigne d'abord, mais qui acquiert bientôt toutes les proportions d'un combat à mort, car, malheureusement, il en est de la syphilis comme d'une mauvaise herbe : à mesure qu'elle gagne du terrain, elle gagne en puissance ; son action dévorante s'accroît en raison de l'espace qu'elle occupe ; à l'exemple de l'hyène, elle s'enivre du sang de sa victime, et elle en est d'autant plus altérée qu'elle est plus près de l'avoir épuisé.

J'ai déjà démontré que les maladies contagieuses ne sont jamais contagieuses d'une façon absolue, et qu'en outre elles ne le sont qu'en certains cas donnés. C'est l'inobservance ou l'ignorance de ce fait qui a occasionné bien des malheurs, témoin, entre autres, la *gale*. Que de fois ne m'a-t-on pas dit à ma clinique : « Mais, monsieur, « comment voulez-vous que cet enfant ait la gale, puisque « personne autre que lui dans la maison n'en est atteint, « et qui plus est, puisqu'ils sont couchés à deux dans le « même lit ? » Et que de fois, par suite de cette erreur, nul ne se doutant de la nature de la maladie, n'a-t-on pas laissé à la gale le temps de s'invétérer !

Autre observation, mais du même genre que celle consignée dans le chapitre précédent. Lorsque la gale est devenue chronique, de mal local elle devient mal général, non pas sous le rapport de l'extension qu'elle prend sur

l'enveloppe cutanée, mais en ce sens que le principe venimeux (*psorique*) a envahi toute l'économie, et que dès
lors il faut joindre aux moyens locaux un traitement dépuratif général. C'est ainsi que j'ai guéri des affections
prétendues dartreuses, ayant un quart de siècle d'exis-
tence. C'est faute d'un traitement général que toute gale
chronique résiste aux onguents et aux pommades les plus
énergiques.

Revenons à la *préservation* artificielle, mais hâtons-
nous de dire que cette *préservation* ne se fait que lorsque
le poison n'a pas encore étendu ses effets au delà du lieu
où il a été inoculé. Combien de temps met-il ordinairement à vicier le sang? Nul ne sait répondre péremptoi-
rement à cette question, autrement que par cette phrase
sacramentelle : *principiis obsta*, c'est-à-dire : moins on a
attendu, mieux cela vaut; de même qu'après un certain
laps de temps moral, il est préférable de recourir, au
moins conjointement, aux moyens curatifs.

Je crois inutile de rappeler ici qu'il est de stricte nécessité d'observer la loi de Moïse, tout aussi bien en cas
de flueurs blanches que pendant l'époque des règles.

Lorsqu'un individu a des raisons de redouter les suites
d'un coït, et s'il n'a aucun des moyens préservatifs à sa
disposition, il se hâtera d'uriner en ayant soin, dès qu'il
sent venir les urines, de boucher le méat en tirant le
prépuce au devant et le comprimant fortement. De temps
à autre il lâchera les écluses, comme on dit, donnant ce
qu'on appelle vulgairement un fort *coup de piston*, et de
cette manière les urines balayent le canal et réussissent
parfois à entraîner les matières morbides qui y avaient

pénétré. On doit même ne pas reculer devant un lavage de toutes les parties externes avec l'urine.

La femme, dans les mêmes circonstances, obtiendra à peu près le même résultat, si les matières morbides n'ont pas pénétré au delà de l'ouverture du vagin. Pour le vagin lui-même, elle doit forcément recourir aux injections.

La religion et la morale réprouvent fortement les relations sexuelles extra-matrimoniales. Il n'est pas un client à qui je n'aie cessé de dire que le véritable bonheur du mari gît dans l'observance des devoirs conjugaux, qu'aucune courtisane ne le saurait procurer ; qu'au contraire, les rapports de toute nature avec celles-ci laissent toujours le désir non satisfait, l'attente trompée, un vide dans le cœur et souvent d'amers regrets. Il n'est pas un client non plus à qui je n'aie démontré que des fautes réciproques, le plus souvent du moins, détruisent ce bonheur. Je ne puis ni ne dois entrer ici en aucun détail à ce sujet. D'ailleurs une seule phrase, à qui voudra m'entendre, suffira : Que mari et femme aient réciproquement les égards, les prévenances, les délicatesses, les galanteries et surtout la pudeur qu'ils se témoignaient alors qu'ils n'étaient que fiancés. Pour plus amples détails, que la femme consulte le *Livre des femmes*, par Mme la vicomtesse Dash.

Cependant, malgré la religion, malgré la morale, malgré tout enfin, l'homme est entraîné par ses passions, et j'ai dit dans le chapitre relatif à la *Prostitution*[1], que puisque

---

[1] Voir mon ouvrage intitulé : *Traité des affections des voies urinaires.*

le mal existe, il est du devoir de quiconque a reçu ou s'est volontairement imposé la mission de veiller au bien-être de ses semblables, de chercher à atténuer autant que possible les effets des maux qui peuvent les venir affliger de leur propre faute ou involontairement. Ce n'est donc que dans le but d'épargner d'innocentes victimes que je m'étends si longuement sur les moyens préservatifs de la syphilis. Ce n'est donc pas la débauche que je veux faci-liter, je veux simplement préserver les effets des maux qu'on ne peut empêcher.

En vertu de ce qui précède, je n'hésiterai donc pas à dire qu'on peut encore atténuer les dangers de la conta-mination en se frottant préalablement les parties géni-tales avec une graisse quelconque, de la pommade, par exemple. On aura également soin d'accomplir l'acte en le moins de temps possible, afin d'éviter un long contact. Pour éviter un contact immédiat, les Anglais ont imaginé même mieux que tout cela. Il ne faut cependant pas s'y fier aveuglément, et encore moins ne pas les examiner ultérieurement.

Lorsqu'ensuite on se lave les parties, on aura soin de ne pas les baigner dans la cuvette, mais de faire des irri-gations au-dessus. Si l'on peut aciduler l'eau ou bien y verser un peu d'eau de Cologne, ou d'esprit de lavande, tant mieux.

Est-il nécessaire d'ajouter que toutes les fois que l'homme se laisse entraîner hors de ses devoirs conju-gaux, *aucune apparence ne doit le rassurer*. Pas un malade sur cinquante n'est venu dans mon cabinet sans protester énergiquement de la vertu de sa concubine : c'est la dernière personne sur laquelle ses soupçons oseraient se porter. Pauvres dupes !...

La science elle-même n'est pas restée indifférente aux maux qui les attendent.

Voici deux moyens *préservatifs spéciaux*, l'un de la gale, l'autre de la syphilis. Je les ai déjà décrits en 1852, dans la deuxième édition de mon *Véritable guide pratique de la santé*, et j'avais emprunté le premier au *Journal des connaissances utiles de Paris*.

« La science, lit-on dans ce journal, vient de faire une
« découverte extrêmement importante, dont l'efficacité
« a déjà été démontrée par de nombreuses expériences.
« On sait que jusqu'à présent il n'avait jamais fallu moins
« d'une période de quinze à vingt et un jours pour
« opérer la guérison de la gale, cette hideuse affection, si
« commune, réputée honteuse presque à l'égal de la
« lèpre. Aujourd'hui, il suffit de deux heures pour en
« obtenir la cure radicale. C'est à l'hôpital Saint-Louis
« qu'ont été pratiqués les premiers essais de cette mé-
« dication, appelée à prendre place parmi les bienfaits de
« la science les plus utiles à l'humanité.

« Voici le traitement tel qu'il est appliqué ; son extrême
« simplicité en rend l'emploi aussi facile que peu dispen-
« dieux. — On fait prendre au malade un bain d'eau de
« savon noir ; on le frictionne ensuite, de la tête aux
« pieds, avec une pommade au sulfure de chaux, puis
« on le soumet à l'action d'un nouveau bain, et, quand
« le corps est sec, l'acarus n'existe plus et la maladie a
« disparu[1]. »

_____

[1] La *gale* est due à un petit animal, appelé *acarus*.

Le *préservatif de la syphilis* a été imaginé par M. Ed. Lenglebert, et annoncé à l'Académie nationale de médecine de Paris, le 22 juillet 1851. Toutefois je crois devoir faire remarquer qu'en 1831 M. Lutens, professeur à l'Université de Gand, et répétiteur du cours de chirurgie, nous a enseigné que toutes les fois qu'après un coït plus ou moins suspect, l'homme se lavait soigneusement avec une savonnée, nul accident n'était à craindre , surtout si on poussait la prudence jusqu'à en faire une injection dans le canal de l'urèthre[1]. M. Lutens prétendait même que celui qui avait la précaution de se laver chaque matin les parties génitales avec de la savonnée, se mettait à tout jamais à l'abri de la contagion.

Quoi qu'il en soit, voici la recette du *préservatif Lenglebert*. Prenez 40 grammes d'alcool à 36 degrés et 40 grammes de savon brun, faites dissoudre et filtrez. Puis ajoutez 40 grammes d'huile essentielle de citron.

Son application doit durer environ deux minutes, on lave ensuite la partie avec de l'eau fraîche.

Lorsque déjà les premiers symptômes de la syphilis ont apparu, on peut tenter par les mêmes moyens de faire *avorter le mal*. Cependant, si le premier symptôme apparent décèle une ulcération, il faut immédiatement la cautériser. On emploiera de préférence le nitrate acide de mercure.

[1] Je préfère, dans ces cas, l'injection astringente de *Pringle* (sulfates de zinc et sulfate d'alun dissous dans de l'eau avec un peu de laudanum).

DU TRAITEMENT DE LA SYPHILIS.

Considérations générales [1].— Quiconque aura bien compris ce qui précède sera convaincu que les affections vénériennes sont le produit de l'introduction d'un poison dans notre économie, et que, suivant le degré de violence de ce poison, ou le degré de susceptibilité de l'individu qui en est atteint et la durée du mal, les ravages qu'il y produit sont plus ou moins terribles.

Voici, en général, l'ordre de succession des maladies vénériennes :

1° La *balanite* ou *chaude-pisse bâtarde ;* c'est une irritation de la muqueuse interne du prépuce où de la surface du gland. Le suintement mucoso-purulent qui en est le résultat se confond aisément parfois avec l'écoulement produit par la blennorrhée. Un examen minutieux permet d'éviter cette confusion. En somme, des soins de propreté en viennent seuls à bout. Cependant le mal deviendrait très-grave si on prenait pour des *chancres,* qu'on traiterait par le *mercure,* les plaques rougeâtres et les excoriations à fond tantôt rouge, tantôt grisâtre qui, dans la balanite, pullulent parfois sur le gland et sur la surface du prépuce.

---

[1] L'auteur ne fait qu'effleurer ici cette importante question ; celui qui voudra en connaître les plus intimes détails devra consulter son grand ouvrage.

2° La *chaude-pisse* ou *écoulement uréthral* chez l'homme, *vaginal* chez la femme (*blennorrhée, gonorrhée, flueurs blanches, blennorrhagie*) ; *orchite* ou *chaude-pisse tombée dans les bourses ; otorrhée, coryza et cystite ; ophthalmie blennorrhagique* [1] ; *obstruction* ou *rétrécissement du canal du l'urèthre ; fistules*.

3° *Excroissances* ou *végétations, pustules* et *ulcères,* ou *chancres*.

4° *Bubons, ulcérations des lèvres, de la langue, des gencives, du gosier, des fosses nasales, du pharynx et des voies aériennes*.

5° *Affections de la peau ;*

6° *Affections des os ;*

7° *Syphilis constitutionnelle* ou *altération* ou *décomposition complète de l'économie*.

Notre thérapeutique, dite *médecine naturelle*, repose sur le principe suivant :

Ou bien une maladie est un dérangement dans la fonction d'un organe, provenant d'une infraction à une lo physiologique. Enlevez la cause, vous enlevez l'effet ; cependant l'altération matérielle survenue dans l'organe persiste, il faut la combattre par des moyens appropriés, indiqués par la nature même de l'altération organique.

Ou bien une maladie dépend de l'altération du sang, celui-ci contenant des humeurs viciées dépendantes de l'introduction de substances étrangères dans l'économie ou de la rupture d'équilibre entre la production naturelle des humeurs viciées et leur élimination par l'une des trois grandes voies du corps : les selles, les urines et

[1] Yeux, oreilles, nez et vessie.

les sueurs. Dans ce dernier cas, tout traitement doit être *dépuratif*, c'est-à-dire éliminer les humeurs viciées ou le virus par l'une des trois grandes voies d'élimination naturelles.

La syphilis est l'introduction d'un poison ou virus dans l'économie ; en conséquence, c'est à son élimination que doivent tendre nos moyens de guérison; un *traitement dépuratif* sera seul mis en usage ; ce ne séra qu'exceptionnellement qu'on aura recours à des moyens locaux.

La gravité d'une affection vénérienne dépend, toutes choses égales d'ailleurs, 1° de l'intensité des symptômes ou altérations organiques produites par le virus ; 2° de la durée du mal.

Au point de vue de l'énergie du traitement à instituer, nous pouvons diviser la syphilis en deux grandes classes.

Dans la première nous rencontrons les *écoulements* à tous les degrés, ayant leur siége dans le canal de l'*urèthre*, chez l'homme, dans le *vagin* chez la femme. C'est la *chaude-pisse* à tous les degrés.

Il n'est peut-être pas d'affection qui cause aujourd'hui plus de ravages dans l'espèce humaine que la blennorrhagie, alors qu'elle en devrait occasionner le moins.

A qui la faute ?

Au traitement généralement mis en usage aujourd'hui.

Dès qu'un individu est atteint de chaude-pisse, avec son premier cri d'alarme il jette celui de : Guérissez-moi tout de suite ! débarrassez-moi vite et vite de ce maudit écoulement. Et tout le monde de chercher aveuglément à se débarrasser au plus vite de ce maudit écoulement.

Erreur ! funeste erreur !

« Depuis quelque temps, me disait un jour feu mon
« père, chirurgien éclairé et praticien consommé, je
« n'entends parler que de chaude-pisse tombée dans les
« bourses, de goutte militaire et d'obstruction du canal.
« Lorsque je viens chez toi, je te vois constamment des
« bougies élastiques ou métalliques à la main, et, en effet,
« tu me fais voir quantité d'individus réellement atteints
« de rétrécissements, etc.; tu me les fais même toucher
« au doigt. J'ai fait la guerre en Espagne avec l'Empe-
« reur, j'ai quarante années de pratique civile, et je n'ai
« jamais vu cela, ou du moins que très-rarement, soit à
« l'armée, soit parmi mes clients. Est-ce que par hasard
« la blennorhagie n'est pas la même à Bruxelles qu'à
« Courtrai ou en Espagne?

« Si fait, cher père, lui répondis-je, mais *on ne traite*
« *plus la blennorrhagie,* on la maltraite, *et elle s'en venge*
« *en nous accablant d'accidents consécutifs de tous genres.*
« Jadis, lorsqu'une personne avait la chaude-pisse, le mé-
« decin prescrivait quelques poudres diurétiques, un ré-
« gime rafraîchissant et un repos relatif. Au bout de deux
« à trois mois de ce traitement inoffensif, si l'écoulement
« n'avait pas disparu, le médecin prescrivait un peu de
« copahu ou de poivre de cubèbe, et tout était dit; il ne
« survenait jamais ou presque jamais d'accidents con-
« sécutifs. Aujourd'hui il n'en est plus de même : on veut
« *étrangler l'écoulement dès les premiers jours ;* aussi que
« de milliers de fois, en échange de quelques rares et
« piètres succès, ne paye-t-on pas cela au prix d'accidents
« graves de toute espèce et de souffrances pour le reste
« de ses jours !»

Ces dernières lignes résument tout le traitement dans l'espèce, c'est-à-dire *ne rien faire,* la nature se chargeant à elle seule de la guérison. En d'autres mots, l'écoulement est par lui-même, *ipso facto,* le moyen employé par la nature pour l'élimination du poison ; sa durée varie habituellement de vingt à soixante jours.

En voici la contre-épreuve.

Toutes les fois qu'on a voulu étrangler l'écoulement — il est entendu que je ne parle pas ici du traitement *abortif,* que je préconise moi-même, à la condition expresse, absolue, de le tenter en temps opportun, — je pose en fait que, pour peu que le virus germe de la blennorrhagie ait eu un certain degré de violence et rencontré un terrain propice, jamais, au grand jamais, on n'a obtenu une guérison parfaite, radicale. D'ordinaire l'écoulement semble céder ; parfois il paraît s'être arrêté complétement. Le malade abandonne les injections et renonce au copahu, mais l'écoulement revient dès le lendemain avec la même intensité ! Le malade revient à ses injections et à son copahu. Nouveau temps d'arrêt de l'écoulement. Plus prudent que la première fois, le malade prolonge la durée du traitement. Il finit cependant par y renoncer, et, à sa grande mortification, l'écoulement reparaît immédiatement. Le malade revient nécessairement à la charge. Pour être plus sûr de réussir, il emploie alors une injection plus énergique, le *nitrate d'argent,* et il se bourre derechef de copahu et de poivre de cubèbe. Cette fois l'écoulement s'arrête d'emblée, mais pour reparaître le lendemain, si le malade ne continue pas l'emploi des remèdes. Ce manége dure fréquemment des mois et des mois. Seulement, à mesure qu'on s'éloigne du début de la contamination, et aussi parce que chaque fois on fait les injections pendant un plus long laps de temps, l'écoulement reparaît avec moins d'abondance, si bien que peu à peu il finit par *paraître* ne plus exister : il ne marque plus le linge. Il est des personnes qui dès lors ne s'en préoccupent plus et se croient positivement guéries ; d'autres, au contraire, continuent de plus belle leurs injections et ont recours à toute la kyrielle d'astringents connus et à connaître. Dans les deux cas, cependant, au moindre excès de table ou de fatigue, ou bien après un coït, chacune d'elles voit reparaître « ce maudit écoulement. » Cet état de souffrances morales et physiques, morales surtout, dure jusqu'à ce que la *goutte militaire* trouble plus profondément l'esprit du malade par l'apparition de symptômes lui dénonçant le rétrécissement du canal de l'urèthre.

C'est là la marche la plus ordinaire et le résultat le plus constant de la blennorrhagie traitée dès le début par les injections astringentes et le copahu. Cependant tout le monde est bien loin encore d'en être quitte à ce prix. Cent fois j'ai eu l'occasion de rencontrer, peu de jours après le début de la blennorrhagie, des *perforations* du canal de l'urèthre derrière les bourses (fistules derrière le bulbe du canal de l'urèthre). Mille fois j'ai eu à combattre, dans les mêmes conditions et pour les mêmes motifs, des *orchites* (chaude-pisse tombée dans les bourses), des *abcès du testicule* et des *rétentions d'urine.*

Chose remarquable, chaque fois que ces deux derniers accidents survenaient, l'écoulement uréthral avait disparu comme par enchantement, pour reparaître à mesure que les symptômes de l'orchite et de la cystite se dissipaient.

L'inflammation s'est déplacée, dit-on. Du tout. La nature, dérangée dans son cours d'élimination du virus, a cherché une autre voie.

Mais voici ce que j'appelle la véritable contre-épreuve.

Des personnes qui, depuis nombre d'années, se croyaient à tout jamais guéries de la blennorrhagie dont elles avaient été atteintes, mais chez qui persistait cependant, à leur insu ou non, ce qu'on est convenu d'appeler la *goutte militaire*, ont vu leur corps se couvrir de plaies cuivreuses, de boutons, de taches, de dartres, de clous, d'anthrax ou d'autres symptômes dénotant une viciation du sang. Soumises alors à un traitement *dépuratif* par les *bains de vapeur*, elles ont vu immédiatement revenir avec un acharnement incroyable tous les symptômes primitifs de la blennorrhagie.

Un pâtissier suisse vint me consulter, en 1850, pour une vieille dartre qui lui couvrait tout le corps. Il avait depuis longtemps pris son mal en patience et renoncé à toute espèce de traitement. Mais il avait pris subitement goût au mariage, et cette maudite éruption l'en empêchait. Il n'avait jamais eu aucune maladie, sinon une blennorrhagie qui avait subitement disparu au bout de huit jours de traitement. Mais peu de temps après il gagna des dartres. Depuis cette époque, c'était vers 1840, il n'avait plus eu de rapport intime avec aucune femme.

Je le soumis à un *traitement dépuratif* énergique.

Le sixième jour du traitement il vint chez moi, accablé de désespoir. Sans savoir ni où ni comment il avait pu la gagner, puisqu'il n'avait vu aucune femme, il s'était déclaré une *blennorrhagie* épouvantable. Moi-même je fus un moment interdit. Et comment va la *dartre?* lui demandai-je inopinément, comme frappé d'un trait de lumière !

Mais elle a disparu ! Je n'en ai plus une seule tache !

Depuis ce jour, je suis complétement édifié.

En effet, ce phénomène signifie-t-il autre chose sinon qu'empêché dans son élimination, le virus s'est tenu latent dans l'économie et a peu à peu filtré dans le sang et s'est manifesté en une éruption cutanée? Comment cela s'est-il fait? Voilà ce que j'ignore, et ce que nous ignorerons probablement toujours; mais qu'importe si cela est ?

Ce n'est pas seulement pour l'homme atteint de cet écoulement *clandestin* que ce mal est parfois terrible. Que d'*affections vénériennes* de toute espèce j'ai traitées chez des femmes n'ayant eu commerce qu'avec leurs maris, ceux-ci protestant contre tout soupçon d'affection contagieuse! « Il est vrai, disait ce mari, que j'ai eu jadis un « *échauffement,* mais j'en ai été *de suite* débarrassé par « quelques injections astringentes. » Mais à l'examen de ses urines, j'y constatai la présence de filaments mucoso-purulents, lesquels filaments, dans un moment donné, avaient acquis un caractère virulent et avaient contaminé la femme, celle-ci, également dans ce moment donné, s'étant trouvée en un état propice pour la contamination.

En voici, entre autres, un exemple éminemment remarquable.

Un jeune couple aristocratique fut cruellement éprouvé dans les premiers jours qui suivirent le mariage. Le mari était atteint, depuis trois ans, d'une *goutte militaire*, sans en avoir jamais éprouvé le moindre inconvénient. Fort sobre habituellement, il croyait même que cet écoulement, presque microscopique, était une perte séminale par surabondance, et qui disparaîtrait par le mariage.

Au bout de huit jours la jeune épouse se plaignit de douleurs en urinant. Ces douleurs allèrent en s'aggravant de minute en minute. Le médecin de la maison fut appelé ; il tourna la chose en plaisanterie et la mit sur le compte d'un *échauffement*, pour lequel il prescrivit des lotions émollientes. Le mal ne cessa d'empirer. Plusieurs médecins furent réunis en consultation avec le médecin ordinaire, et d'un commun accord on continua la plaisanterie. On rassura la jeune épouse en lui recommandant et un peu d'abstention de bonheur et des lotions émollientes. Elle eut beau protester que depuis le jour où elle avait consulté son médecin, elle avait prévenu la première partie de l'ordonnance, on n'en tint aucun compte.

Le mal empirant toujours, les deux époux gagnèrent X***, où ils consultèrent plusieurs célébrités. La jeune dame fut d'abord saignée à blanc, et en peu de jours ses appartements furent couverts en un dépôt de fioles de toutes couleurs. Personne ne soupçonna la véritable nature du mal, car *personne ne s'avisa d'examiner les parties génitales*. La malade se sentit bientôt un pied dans la tombe ; elle manifesta le désir de retourner mourir dans son château. A son arrivée à Bruxelles, au moment de partir pour la campagne, elle reçut la visite d'un ami ;

par bonheur un de mes clients qui avait le plus de motifs de me recommander. On fit diriger vers ma demeure la voiture qui allait emmener la jeune dame à la campagne, et elle se traîna péniblement jusque dans mon cabinet.

Voici ce qu'elle m'écrivit plus tard :

« ...... 1er janvier 1852.

« Quoique tout entière au ravissement d'être déjà sûre
« d'avoir un héritier vers la fin de l'été, je n'ai garde de
« vous oublier dans les vœux que je fais, à l'occasion du
« renouvellement de l'an, pour le bonheur de tous ceux
« que je chéris. Veuillez accepter...»

On devinera probablement ce qui s'est passé dans mon cabinet. Le *spéculum* me permit de constater que le vagin et le col de la matrice étaient littéralement envahis par d'énormes *végétations syphilitiques.* — J'eus un entretien particulier avec le mari ; je découvris qu'il était affecté d'une *goutte militaire.*

Après deux mois de *traitement dépuratif* chez la dame, et la guérison de la *goutte militaire* chez le mari, les deux époux ont quitté la capitale dans un état parfait de santé.

Le traitement des *flueurs blanches* chez la femme mérite une mention spéciale.

Quiconque dit *flueurs blanches*, dit *faiblesse* pour la grandissime majorité des médecins, et dès lors ils prescrivent des toniques et un régime fortifiant. Malheureusement ce diagnostic constitue une fatale erreur dans la plupart des cas. La faiblesse est la conséquence et non pas la cause de la maladie ; aussi que de cruels mécomptes !

Il n'est pas dans nos vues d'entrer ici en de longs détails sur cette question ; elle est beaucoup trop importante pour être traitée dans un écrit de ce genre. Nous nous bornerons à dire que les flueurs blanches reconnaissent plusieurs causes et ont trois siéges différents. La muqueuse vaginale, partiellement ou totalement, le col de la matrice et la cavité utérine peuvent être tour à tour le siége exclusif de l'affection, comme ils peuvent l'être simultanément. Ici le mal est dû simplement à une irritation, là à des excoriations ; tantôt il reconnaît pour cause des excroissances, tantôt des végétations, quelquefois ce sont des ulcérations ; des polypes ou autres corps étrangers sont en jeu, et tout cela en dehors de toute espèce de cause syphilitique. Il s'agit donc, avant toutes choses, de bien caractériser le siége précis et la cause occasionnelle ou prédisposante de la maladie, *et on n'y saurait parvenir sans l'application du* SPÉCULUM. Or, sur mille cas de l'espèce, il est rare de rencontrer une femme chez qui l'on a parlé de spéculum ou d'injections ! Ce fait en dit plus que n'en pourraient dire des centaines de pages.

Dans la plupart des cas, préciser le siége et la nature du mal, c'est résoudre la question du traitement. Cependant j'ai décrit dans mon *Traité spécial* chaque affection principale en particulier, et le traitement qui lui convient tout spécialement.

Lorsque le *mode d'expression*, ou symptôme dominant de la syphilis, revêt le caractère d'une ulcération (chancre) ou de végétations, la nature est impuissante à se débarrasser par ses seuls efforts du poison qui a envahi le sang ; il faut venir à son secours. Cette nécessité est d'autant plus impérieuse que le mal a duré plus long-temps, et que les ravages qu'il a produits sont plus éten-dus et ont atteint un plus grand nombre d'organes.

C'est la seconde classe d'accidents vénériens.

J'ai dit plus haut, et j'ai déjà longuement développé cette doctrine dans la cinquième édition de mon *Traité d'anthropologie*, que toutes les fois qu'une substance étrangère s'est introduite par absorption, *viâ sanguinis*, dans l'économie, la nature s'efforce d'expulser l'ennemi de la place, — que l'on me pardonne cette expression vulgaire,—mais jamais elle ne cherche à l'anéantir sur place. C'est toujours par l'une des trois grandes voies naturelles, les selles, les urines et les sueurs, qu'elle opère l'élimination.

L'emploi du *mercure*, comme *antidote de la syphilis*, constitue l'*antipode de la raison humaine*. Bien plus, le *mercure* fait autant de victimes que la syphilis elle-même. Le mercure détermine d'abord tous les mêmes désordres que le virus syphilitique lui-même. En outre, comme on en prend davantage à mesure que le mal s'aggrave, — on ne se doute pas que c'est le remède qui empoisonne l'économie, — il survient des désordres généraux de tous les genres, l'*aliénation mentale* inclusivement. J'en ai rencontré plusieurs cas. Il n'est pas de maison de santé qui n'en puisse exhiber des preuves. C'est au mercure, employé sans raison d'être, qu'on a attribué l'aliénation qui a emporté Donizetti, l'immortel auteur de *Lucia di Lammermoor*. Heureusement pour l'humanité, les partisans du mercure deviennent chaque jour moins nombreux, et encore la plupart d'entre eux ne le prescrivent plus qu'à certaines conditions : le mercure a cessé d'être leur *Deus ex machinâ.* Ainsi il n'en est plus question lorsqu'il s'agit d'un écoulement uréthral, quelle que soit sa violence. De même pour le chancre primitif, le virus chancreux, comme ils l'appellent, les végétations ou les excroissances ; ils les guérissent par des soins de propreté, la cautérisation et un régime antiphlogistique ou émollient.

Dans la *syphilis constitutionnelle* l'emploi du mercure est également devenu, pour ses partisans mêmes, l'antipode de la saine raison. C'est aux sudorifiques, et en première ligne à la *salsepareille* et, si faire se peut, aux *bains de vapeur* qu'ils ont alors recours.

Reste la *syphilis secondaire,* ou *chancre induré,* ou *chancre-vérole.* Ici point de salut sans le mercure, disent les uns ; sans l'iodure de potassium, suivant les autres ! Et le pauvre malade de s'empoisonner, bien mieux que s'il s'abandonnait à la fureur du mal jusqu'à ce que celui-ci eût atteint les proportions d'une syphilis constitutionnelle, attendu qu'alors il serait envoyé, de par les partisans du mercure eux-mêmes, aux bains de vapeur et à la salsepareille !

Que je signale ici, entre parenthèses, une petite satisfaction, un petit triomphe que se donnent les inventeurs du virus chancreux et les partisans de l'innocuité des végétations primitives et même secondaires. Il suffit, disent-ils, de quelques cautérisations et d'un traitement rafraîchissant pour voir disparaître à jamais les végétations ou l'ulcère chancreux. Mais que de fois j'ai vu plus tard le chancre s'indurer et devenir chancre-vérole, ou bien que de fois j'ai vu se manifester des ulcérations à la gorge ou dans le nez !

Et ce moyen de guérison radicale fût-il réel, que prouverait-il en somme, sinon qu'*au moment* de la cautérisation le mal était encore local? On a réussi à détruire le virus sur place *avant qu'il eût pénétré dans l'économie;* on a eu tout simplement recours au *traitement abortif* dès l'apparition du premier symptôme après la contamination. Cependant, dans l'espèce, malgré l'assurance des partisans de cette doctrine, je n'engagerais personne à se borner à un traitement abortif ou local, et, le cas échéant, je recommande le traitement dépuratif. Je le recommande avec d'autant plus d'instances que le mal qui pourrait surgir plus tard serait excessivement grave et pourrait aisément être méconnu, et que, d'autre part, il n'est pas possible que le *traitement dépuratif végétal* porte nuisance à l'économie, et peut même en tout état de cause être utile au premier venu.

Voici en quoi consiste le traitement des symptômes vénériens dont il s'agit ici.

Sans exception possible, il faut cautériser immédiatement tout ce qui est ulcérations, végétations ou excroissances, car chaque foyer purulent est une source de venin. Les caustiques les plus énergiques seront employés de préférence, et, d'après moi, nul ne répond mieux à toutes les exigences que le nitrate acide de mercure. Pour les autres symptômes locaux, on suivra les préceptes spéciaux de l'art suivant l'occurrence.

Le traitement général, ou interne, ou *dépuration du sang,* est simple et facile. Je vais le décrire tel que je l'emploie, et, jusqu'ici, *toutes les fois qu'il a été convenablement exécuté,* il a *toujours* été couronné d'un plein succès. Jamais, au grand jamais, il n'a été accompagné ou suivi d'aucun accident. Le mercure, en admettant qu'il guérisse, en pourrait-il dire autant ?

La *transpiration cutanée* provoquée directement par les *bains de vapeur* ou d'air chaud [1], par le maillot, par les douches ou par les ablutions-frictions, primera constamment entre tous les moyens capables de dépurer le sang. (*Voir l'emploi de ces divers moyens* dans mon *Traité des affections des voies urinaires*).

Parmi les dépuratifs immédiats du sang, la *salsepareille* occupe incontestablement le premier rang. Malheureusement la salsepareille, dont l'efficacité est devenue proverbiale, a éveillé la cupidité des charlatans au delà de toute expression. C'est à qui ferait accroire à la possession d'un *secret de préparation*. Mensonges que tout cela, et pis encore, car lorsque, à force de réclames dans les journaux et d'annonces de succès imaginaires publiées à coups redoublés de grosse caisse, ces industriels sont parvenus à capter la confiance publique, le moindre de leur souci, c'est de livrer une préparation de bonne qualité. Toutes les fois que la justice a dû intervenir entre le consommateur et le vendeur, l'enquête a constaté que les accidents qui faisaient le sujet de la plainte provenaient de l'ingestion d'une drogue fantastique, n'ayant rien de commun avec la salsepareille, et contenant, par-dessus le marché, des substances nuisibles.

Malheureusement encore la plupart même des pharma-

---

[1] J'ai décrit, dans mon grand ouvrage, un appareil de *bain de vapeur portatif*, pour lequel j'ai été breveté en Belgique.

ciens méconnaissent également l'importance du mode de
préparation de la salsepareille, et, pour comble de mal-
heur, le Codex (pharmacopée) leur en donne l'exemple.
En général, cette préparation est fabriquée en un tour de
main ; on cite comme une rareté le fait d'y avoir consacré
quelques heures, tout un grand jour ! C'est cette faute
ou cette négligence à laquelle il faut nécessairement attribuer les nombreux insuccès dont on accuse la salsepareille ; c'est aussi ce qui a fait surgir cette énorme
quantité de préparations diverses, les unes aussi saugre-
nues que les autres.

La salsepareille est une racine dont on n'extrait le
principe actif que par une longue macération (infusion à
froid). La décoction enlève à cette plante un principe
âcre, corrosif, qui brûle l'estomac ; d'ailleurs c'est une
boisson aussi désagréable que dangereuse. Unie à des
substances métalliques, ainsi qu'on le fait assez généralement, elle devient un véritable poison, contre lequel
l'estomac tout le premier se révolte à toute évidence,
témoin les vomissements et les nausées qui accompagnent
le plus souvent son administration. On reconnaîtra que la
salsepareille a été préparée par décoction ou par infusion
dans de l'eau bouillante, toutes les fois qu'elle aura les
caractères d'un liquide trouble, visqueux et filant, d'une
saveur âcre, nauséabonde, et d'une couleur brun foncé,
presque noire. Lorsque la préparation est bien faite, elle
est rosacée, et limpide comme de l'eau fraîchement puisée
à la fontaine ; la saveur est agréablement amère ; les es-
tomacs les plus débiles la supportent aisément, surtout
lorsqu'elle a été préparée associée à un peu de *sassa-*

fras, autre racine sudorifique légèrement aromatique.

Voici la préparation de salsepareille à laquelle je donne la préférence et que j'appelle *essence concentrée de salsepareille.*

Prenez un demi-kilogramme de *salsepareille rouge de la Jamaïque ;* ajoutez-y 45 grammes de sassafras, et mettez le tout dans une bouteille dame-jeanne. Versez-y alors trois litres d'esprit-de-vin purifié à 21 degrés ; bouchez la bouteille et placez-la dans un endroit où la température soit modérée. Remuez chaque matin le vase pour tourner les racines de fond en comble. Le quinzième jour, ajoutez trois litres d'eau distillée. Remuez de nouveau chaque matin. A dater du trentième jour, on prend du liquide à mesure de ses besoins et on le filtre soigneusement à travers du papier brouillard ; le liquide ainsi obtenu ressemble parfaitement, par sa couleur et sa limpidité, au vin de Bordeaux. Trois cuillerées à soupe par jour suffisent en tous cas.

J'ai encore une observation à faire au sujet de cette préparation. La salsepareille de la Jamaïque, de bonne qualité, est assez rare et très-chère. Pour l'obtenir il faut s'adresser directement à Londres ou à Hull ; on l'y paye à raison de 5 à 8 francs la livre anglaise, soit 11 à 17 francs le kilogramme, indépendamment des frais, du déchet, etc. En somme, elle revient en moyenne à 20 francs le kilogramme.

La plupart des pharmaciens vendent la salsepareille à raison de 3, 4 et tout au plus 5 francs le kilogramme ! C'est de la salsepareille de *Honduras ;* elle ne vaut rien ; elle n'a aucune efficacité.

Les pilules *aloétiques* de *de Haen* sont les meilleurs dépuratifs du canal intestinal que l'on puisse employer. Consciencieusement et convenablement préparées, ces pilules n'occasionnent jamais la moindre colique, ni aucun accident. On en prendra d'une à trois par jour pendant toute la durée du traitement. Elles ne réclament aucun soin particulier, et on peut les prendre sans avoir égard aux heures des repas. Il y a plus : au bout de quelques jours, on se rend si bien compte de leur action, qu'on en sait mesurer le nombre et régler l'heure de l'ingestion de manière que les selles viennent toujours à point nommé, sans déranger des occupations ni troubler le sommeil.

FIN.

Des organes de la génération chez la femme.

Vulve et vagin. Utérus et annexes. Ovaires. Mamelles.

Fonctions de la vie de l'espèce.

Mode d'action ou secret de la nature que nul jusqu'ici n'a découvert.

De la puberté.

Définition. Début. Influences étrangères. Modifications physiques, morales et intellectuelles. Flux menstruel. Dangers de s'abandonner aux passions. Manière de se conduire vis-à-vis de l'adolescent. Antiaphrodisiaques. Hermaphrodisme. Castration.

De la masturbation.

Définition. Infraction grave aux lois de la nature. Anéantissement physique, moral et intellectuel de l'individu. Causes premières : le feuilleton, le roman et le drame modernes, etc. Mauvaise éducation. Marche. Conséquences fatales.

Désordres fonctionnels généraux et locaux *chez l'homme*. Cas remarquables. Impuissance. Stérilité. *Pollutions*. Cas remarquables. Distinguer d'autres écoulements. Homme stérile. Femme stérile. Qualités du sperme. Traitement des pollutions. Excitations érotiques, cause d'impuissance. Désordres organiques de l'urèthre. Ramollissement de la moelle épinière. Traitement.

Sur l'opportunité de l'administration de remèdes énergiques
dans les maladies graves.

Médecin encyclopédiste et médecin spécialiste. Faits en faveur du dernier.

Désordres fonctionnels chez la *femme*. Nymphomanie. Hystérie. Besoins fréquents d'uriner. Présence de vers *ascarides vermiculaires*, cause de masturbation.

Pourquoi la masturbation est-elle si dangereuse ?

Traitement.

Du mariage.

Quand peut-il se contracter ? L'union des sexes est dangereuse avant l'âge voulu. Mission différente des deux sexes et conséquences réciproques. Age critique. Objections au rapprochement sexuel. Influence de la volonté sur la procréation. Accidents.

De la grossesse et de l'accouchement.

État normal. Nécessité de veiller à la naissance de l'enfant. Accouchement ; instructions pour le mari en l'absence de l'accoucheur. Toilette de l'accouchée et régime. Hémorrhagie ; seigle ergoté comme moyen préventif. Toilette du nouveau-né. Mort apparente.

De l'avortement criminel.

Crime odieux. Avortement prématuré légal et opération césarienne. Article 317 du Code pénal. Exemple remarquable. Justice criminelle. Religion. Conscience. Meurtre. Châtiment de la femme.

De la continence.

Effets. Préceptes pour l'homme qui a fait vœu de chasteté. Pollutions. Satyriasis. Priapisme. Effets chez la femme.

Des excès vénériens.

Plaisirs prématurés. Causes premières. Dangers.

De la stérilité.

Cette affection dépend d'un désordre organique.

De l'impuissance.

Désordre organique. Causes morales. Aphrodisiaques.

De la prostitution.

Syphilis. Peut-on abolir la prostitution ? Pourquoi l'autorité doit-elle la réglementer ? Prostitution clandestine.

Des vices congéniaux des organes génitaux.

Communs chez les deux sexes. Chez l'*homme* : division du prépuce, prolongement et étroitesse de son ouverture, prolongement du frein de la verge, imperforation du méat, hypo et épispadias, imperfection ou absence d'un organe. Chez la *femme* : occlusion, imperforation, étroitesse du vagin, union des grandes lèvres, prolongement démesuré du clitoris ou des petites lèvres, occlusion de la matrice et ses déplacements, mamelles absentes ou supplémentaires, atrophie et absence d'organes.

Circoncision; nouveau procédé. Hypospadias et stérilité. De l'examen des parties génitales et nécessité de l'emploi du spéculum. Effets désastreux d'un prétendu *échauffement* chez une jeune mariée.

Des maladies non syphilitiques.

Désordres communs à tous les organes.

DE LA SYPHILIS.

Son origine.

Elle a existé de tous les temps. Développement spontané. Causes originelles : flux menstruel, et flueurs blanches. Moïse. Pourquoi l'appelle-t-on *mal napolitain*? Prétendues épidémies.

Nature du virus vénérien.

Est toujours la même au fond. Formation spontanée des *virus*. Colère, rage, chien, chat, serpent. Conditions de contamination : âcreté du virus, susceptibilité d'en recevoir l'atteinte. Témoin les faits puisés dans un service sanitaire. Deux amis et une concubine. Un virus n'est pas absolument contagieux ; certaines conditions sont requises. *Diathèse virulente.*

Dé la préservation de la syphilis.

Y a-t-il moyen de se préserver de la syphilis, de la rage, de la gale? etc. Dangers d'une fausse doctrine sur la contagiosité. Mal local d'abord, général bientôt. Lutte entre le virus et l'organisme.

Moyens préservatifs artificiels et naturels. Considérations morales, à l'usage des époux. Remèdes préservatifs de la gale et de la syphilis.

Du traitement de la syphilis.

Considérations générales.

Ordre de succession des maladies vénériennes. Principe sur lequel repose la *médecine naturelle.* Deux degrés de syphilis : blennorrhagie et chancre. Pourquoi la blennorrhagie est-elle devenue dangereuse aujourd'hui ? Traitement *abortif :* dangers. Répercussion du virus. La blennorrhagie peut guérir spontanément, le chancre jamais. *Le mercure est l'antidote de la raison humaine.* Syphilis secondaire. Traitement général et local.

Quatorze propositions fondamentales.

Réflexions.

Élimination du virus par les sueurs et par les urines. La blennorrhagie reste un mal local. Nécessité absolue du traitement dépuratif. *Sur le mercure.* Parallèles entre les divers modes de traitement. Visite à un dispensaire. Du nitrate d'argent en injection.

Vingt-six propositions ou résumé analytique des considérations générales.

De la blennorrhagie aiguë.

Chez l'*homme* : symptômes. Moyens abortifs. Chaude-pisse cordée. Dyspermasie. Chaude-pisse sèche. Traitement. Orchite. Procédé d'injection. Balanite.

Chez la *femme* : symptômes. Injections chez la fille vierge. La mère instruira la fille.

De la blennorrhagie chronique chez l'homme.

Change de nature : devient goutte militaire.

De la blennorrhagie chronique chez la femme.

Même observation que chez l'homme : devient leucorrhée.

De la leucorrhée ou flueurs blanches.

Funeste préjugé. Siége quadruple. Leucorrhée *vulvaire* : causes : symptômes, traitement. Leucorrhée *vaginale*. De l'opportunité, des injections chez les deux sexes. Essais de traitements divers dans la blennorrhagie. Leucorrhée suite de blennorrhagie. Autres causes. Nécessité de l'emploi du spéculum. Dangers de se prononcer sur la nature des liquides vaginaux. Traitement. Danger du muco-pus dans le vagin. Soins de propreté pendant le flux menstruel. Plaques, érosions, ulcérations et excroissances ou végétations. Douche utérine. Chute, descente, déplacements de la matrice. Leucorrhée et stérilité. Ophthalmie purulente du nouveau-né. Ophthalmie blennorrhagique. Ozène.

Des chancres.

Caractères spécifiques. Chancre rongeant. Excroissances ou végétations. Traitement.

Des bubons.

Symptômes. Traitement.

De la syphilis constitutionnelle.

Symptômes. Effets sur la fécondation.

De la salivation mercurielle.

Influence délétère du *mercure*. Symptômes.

Des maladies de la peau.

Doctrine nouvelle. Traitement unique. Causes diverses de viciation du sang ; son influence funeste sur toutes les maladies. Remèdes locaux.

Des maladies de la prostate.

Causes principales. Symptômes. A quoi sert-il pour les gens du monde de décrire les procédés opératoires ? Prostatorrhée. En-

Des fistules de l'urèthre.

Symptômes. La difficulté de guérison dépend du siége. Recalibrer le canal. Nouvelle méthode de guérison prompte et facile. Jamais de sonde à demeure. Causes de stérilité chez l'homme. Épanchements urinaires.

De l'incontinence d'urine.

Symptômes. Uriner par regorgement. Incontinence pendant la nuit chez les enfants. Peur. Écoles. Exemple chez un soldat.

De la rétention d'urine.

Causes principales. Simule l'incontinence. *Valvule uréthro-vésicale.* Diagnostic : procédé mathématique. *Varices du col de la vessie.* Rétrécissement consécutif de l'urèthre. Traitement palliatif. Opération chirurgicale.

De l'incontinence et de la rétention d'urine chez la femme.

Mêmes causes principales que chez l'homme. Causes particulières. L'incontinence peut devenir mortelle.

De l'art de se sonder soi-même.

Procédé opératoire facile et sûr. Exemple chez un vieillard de quatre-vingt-quatre ans. Danger de l'emploi d'huiles rances pour graisser les sondes. Bouts de sonde allant se loger dans la vessie.

Du catarrhe de la vessie.

Cystite et catarrhe. Causes de la cystite ; symptômes et traitement. Causes du catarrhe vésical. Diagnostic différentiel, procédé mathématique. Traitement. Injections vésicales. Exemple remarquable chez une jeune fille. Du *savoir-faire en médecine.* Cas grave avec complication de fistule. Injections vésicales astringentes. Eau de goudron, copahu et térébenthine, comme remèdes auxiliaires.

De l'hématurie ou pissement de sang.

Causes. Symptômes. Caractères différentiels.

DES MALADIES DE L'URINE.

Trois altérations profondes dans sa composition. Viciation du sang.
Nécessité de l'analyse chimique.

Du diabète.

Sécrétion démesurée d'urine avec altération de sa composition.
Caractères chimiques de l'urine saine. Acide urique. Urée. Composition de l'urine d'après Berzélius. L'urée dans le diabète
est remplacée par du *sucre*. Diabète sucré et diabète insipide.
Outre la saveur, il y a des moyens chimiques pour constater la
présence du sucre dans le diabète. *Causes*. Symptômes. Marche.
Traitement.

De l'albuminurie ou maladie de Bright.

Gravité mortelle. Altération profonde de l'urine. Siége ; reins. La
cause première est ignorée. Marche tantôt rapide, tantôt lente.
Symptômes : Œdème général. Présence de l'albumine décelée
par l'*acide nitrique*. Moyens de ne pas confondre l'albumine avec
d'autres produits tenus en dissolution dans l'urine. Traitement.

De l'urine laiteuse ou chyleuse.

Altération de l'urine, ne contient pas de lait ; souvent par répercussion du virus blennorrhagique ; trois exemples remarquables.
Se décèle par un réactif chimique, l'*éther*. Effets du repos de l'u-
rine laiteuse. Causes. Traitement.

De la gravelle.

Cause intime ignorée. Distinguer la gravelle des reins et les dépôts
calcaires de la vessie. Causes prédisposantes et déterminantes.
Influences des impressions morales sur la production de la gravelle. Symptômes. *Conséquence terrible :* formation d'un calcul.
Traitement curatif et préventif. Question de savoir-faire ou nécessité de s'assurer un laps de temps suffisant pour la guérison
d'un mal chronique.

DU CALCUL.

Causes principales : gravier, catarrhe vésical, rétrécissement du
canal de l'urèthre, introduction de corps étrangers, etc. Formation

spontanée. Mode de croissance. Mêmes éléments chimiques que la gravelle. Trois formes spéciales. Friable ou non friable. Volume. Libre ou enchatonné. Un ou plusieurs. Symptômes. Un seul moyen de constatation *certain* : le CATHÉTÉRISME. Pourquoi le calcul échappe-t-il souvent aux recherches des médecins ? Procédé sûr.

De la lithotomie et de la lithotritie.

Dissolution du calcul par un réactif chimique ou *litholysie*. Deux moyens : *lithotomie* ou *taille*, et *lithotritie* ou *broiement*. Historique de la *lithotomie*. Opérations remarquables faites en Belgique vers le milieu du dixième siècle. Louis XI et un calculeux ; année 1474. Dupuytren. Couper est la dernière raison de la science aux abois. Historique de la lithotritie ; 1820. Objections scientifiques à la *lithotritie ;* la plupart n'ont pas de raison d'être.

Des procédés opératoires.
Lithotomie ou *taille.*

Incision de la vessie au-dessus du pubis ou au périnée. Le choix est subordonné au volume du calcul. Procédé de taille périnéale dite bilatérale. Lithotome caché de Dupuytren. Historique d'un cas remarquable.

Lithotritie ou *broiement.*

Commencer par la recalibration du canal s'il y a lieu. Procédé opératoire. *Préjugés* contre la *lithotritie* ayant cours dans le public. Considérations morales dominées par la question suivante : *Quelle est la signification d'une consultation de médecins ?* Réponse. Brisepierre Heurteloup. Opérations remarquables chez un enfant et chez deux adultes. Qualités requises chez l'opérateur. *Litholybie* ou broiement (fantastique) par le rectum. Exemple d'un cas grave d'hémorrhagie après la *lithotritie.*

Des calculs logés dans d'autres parties
de l'appareil urinaire.

Reins. Uretères. Urèthre. Considérations spéciales. Abcès critiques. Calculs chez la *femme.*

FIN DU SOMMAIRE.

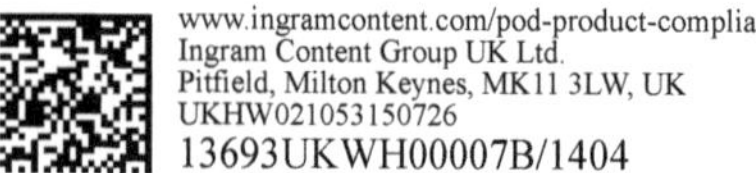
www.ingramcontent.com/pod-product-compliance
Ingram Content Group UK Ltd.
Pitfield, Milton Keynes, MK11 3LW, UK
UKHW021053150726
13693UKWH00007B/1404